AF371270

Docteur CABANÈS

LES
CINQ SENS

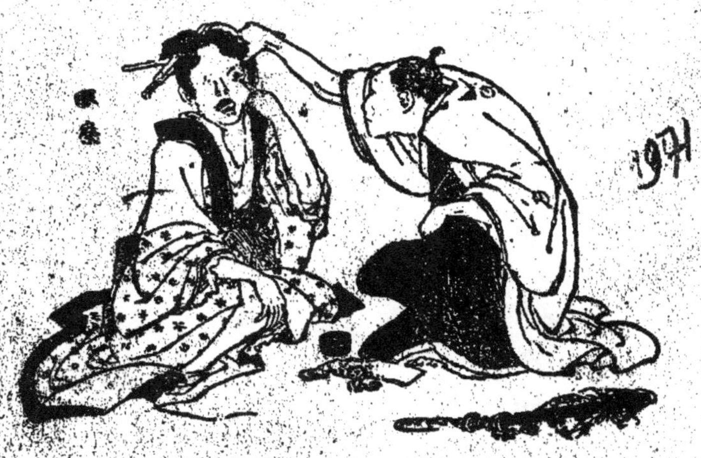

PARIS
LIBRAIRIE E. LE FRANÇOIS
91, BOULEVARD SAINT-GERMAIN, 91
1926

LES CURIOSITÉS

DE LA

MÉDECINE

LES CINQ SENS

DU MÊME AUTEUR

OUVRAGES HISTORIQUES

Les Indiscrétions de l'Histoire. — Six volumes ; chaque volume..   **10** fr.
Mœurs intimes du passé. — Huit volumes ; chaque volume.....   **10** fr.
Les Morts Mystérieuses de l'Histoire. — *Nouvelle édition, revue et augmentée.* Deux volumes ; chaque volume............   **10** fr.
Légendes et Curiosités de l'Histoire. — Cinq vol. ; chaque vol...   **10** fr.
Fous couronnés. — Un volume.....................   **10** fr.
Balzac ignoré. — Un volume....... ....   **10** fr.
Marat inconnu. — Un volume............................   **10** fr.
La Belle-Sœur du Grand Roi : La Princesse Palatine.. ......   **10** fr.
La Névrose révolutionnaire (en collaboration avec L. NASS). — Nouvelle édition ; deux volumes à ....   **10** fr.
Le Cabinet secret de l'Histoire. — *Nouvelle édition, entièrement remaniée,* quatre volumes in-16 jésus, illustrés, brochés... net   **40** fr.
(Ces quatre volumes ne se vendent pas séparément.)
Chirurgiens et Blessés à travers l'Histoire, des Origines à la Croix-Rouge....... · ....   **50** fr.
Souvenirs d'un Académicien sur la Révolution, le Premier Empire et la Restauration. — *Introduction et Notes* du Dr CABANÈS, *suivies de la Correspondance* de CH. BRIFAUT. — Deux volumes illustrés, *brochés*......................................   **30** fr.
(Ces volumes ne se vendent pas séparément.)
L'Histoire éclairée par la Clinique ....   **10** fr.
La Princesse de Lamballe intime, d'après les confidences de son médecin. — Un vol. in-8°, avec 132 illustrations.........   **15** fr.
Au Chevet de l'Empereur. — Un volume in-8°, illustré.......   **15** fr.
Dans l'Intimité de l'Empereur. — Un volume in-8°, illustré....   **15** fr.

OUVRAGES D'HISTOIRE MÉDICALE

Remèdes d'autrefois, 2e série (la 1re est épuisée).
Remèdes de bonne femme *(nouvelle édition en préparation).*
L'Esprit d'Esculape (en collaboration avec le Dr Witkowski) ..   **8** fr.
Joyeux Propos d'Esculape   —   —   ...   **9** fr.
Les Curiosités de la Médecine *(nouvelle édition)*............   **10** fr.
Poisons et Sortilèges *(Epuisé).*

MONOGRAPHIES

Napoléon, jugé par un Anglais *(Epuisé).*
Les Goutteux célèbres *(Epuisé).*
Le Costume du Médecin (ouvrage complet en trois fascicules).
La Salle de Garde *(Epuisé).*
Poitrinaires et grandes Amoureuses, deux fascicules parus.
La Médecine en caricature, un fascicule paru.

Ces six derniers fascicules ne sont pas dans le commerce.

LES CURIOSITÉS DE LA MÉDECINE

* *

Docteur CABANÈS

LES
CINQ SENS

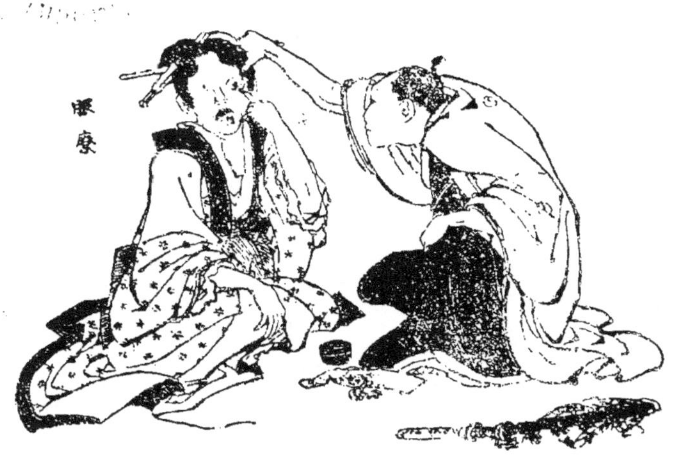

PARIS
LIBRAIRIE E. LE FRANÇOIS
91, BOULEVARD SAINT-GERMAIN, 91
1926

LES CURIOSITÉS
DE LA MÉDECINE

CURIOSITÉS ET ANOMALIES DU CORPS HUMAIN

* *

Les Cinq Sens

I. — L'OUÏE

Les mutilations de l'Oreille.

Dans l'antiquité, on portait beaucoup plus d'attention que de nos jours à la beauté des oreilles. ÉLIEN, qui nous a conservé dans ses écrits le portrait de la célèbre ASPASIE, cite, parmi ses perfections, une oreille courte et bien détachée de la tête. MARTIAL met au nombre des difformités d'une femme de son temps, celle d'avoir les oreilles trop longues.

Cependant, les petites oreilles ne passèrent pas toujours pour être les plus jolies. Chez tous les peuples de l'Orient, en Chine surtout, on aime encore les oreilles très longues et très pendantes.

Quelques peuplades de l'Amérique et de la mer

du Sud, pour se développer le lobe de l'oreille, s'introduisent, dans le lobe percé, une feuille de palmier excessivement serrée, qui élargit graduellement l'ouverture. Avec le temps, cette ouverture devient assez large pour y passer le poing.

*
* *

Les Indiens Anguteros, dans l'Amérique du Sud, s'attachent à se déformer les oreilles. C'est leur genre de « beauté ». Ils fendent le lobe dans toute sa longueur, et ils en nouent les deux bouts, ce qui forme un entrecroisement de chairs invraisemblable, car ils ont les oreilles très grandes, en raison des poids considérables qu'ils leur font supporter avant l'opération.

On retrouve ces découpures des oreilles chez des peuplades des bords du Niger. Leurs oreilles, dans lesquelles, par un trou énorme, ils font passer un morceau de bois épais, leur servent..... de poches. Ils y placent des gourdes, des boîtes qui contiennent de la graisse, des couteaux. Cet emploi des oreilles est assez singulier !

*
* *

Les anciens ont voulu, chez le satyre, ajouter à la bestialité de sa physionomie, en dessinant très marquée son oreille simienne.

Les statues antiques d'athlètes et de lutteurs, et de quelques demi-dieux, surtout célèbres par leur force, HERCULE, CASTOR et POLLUX, offrent un se-

ERRATA du tome II

P. 32, ligne 13, lire : communiquent, au lieu de : communique ;

P. 46, ligne 10, lire : vers 1541, au lieu de : en 1415 ;

P. 49, ligne 4, lire : Fracastor, au lieu de Frascator ;

P. 50, ligne 8, supprimer le mot qui ;

P. 57, lire 12, lire : remède, au lieu de : remère ;

P. 68, ligne 5, lire : sourd-muet, et non : soud-muet ;

P. 102, note 1, ligne 6, lire : un, au lieu de : une ;

P. 116, ligne 6, lire : que, au lieu de qui ;

P. 123, ligne 16, lire : les poumons, et non le poumons ;

P. 127, ligne 8, lire : Claretie, au lieu de Clarétie ;

P. 128, ligne 5, lire : communication :

P. 153, ligne 5, lire : Journal, et non Revue, de Psychologie ;

P. 206, ligne 10, lire : semblaient, et non : sembaient ;

P. 224, ligne 23, lire : Guillaume au *court-nez* ;

P. 226, ligne 17, lire : un peu plus, au lieu de : près ;

P. 230, ligne 5, lire : Scanderberg, au lieu de : Scandenberg ;

P. 237, ligne 4, substituer au mot : affections, le mot : troubles.

P. 264, ligne 8, lire : chez, et non chex ;

P. 272, ligne 19, lire : Nilsson, au lieu de : Nillson ;

P. 275, ligne 12, lire : Cloquet, au lieu de : Clocquet ;

P. 282, ligne 5, lire : sentent, et non : sent.

P. 304, ligne 5, lire : le conservateur, au lieu de : le propriétaire.

cond exemple d'oreilles anormales. Ici, le cas est pathologique.

A la partie supérieure, la fossette de l'anthélix est déformée par une tumeur. C'est, comme l'a montré de Troeltsch, un othématome, bosse sanguine qu'on observe quelquefois chez les lutteurs, et chez les aliénés maltraités de coups.

Pour trouver d'autres représentations artistiques de déformations de l'oreille, il faut s'adresser à l'art oriental. Les Bouddhas, adorés des Chinois et des Japonais, ont toujours des oreilles à lobule énorme, descendant jusqu'au voisinage des épaules. Ces lobules ont été déformés par l'usage de lourdes pendeloques, qui les ont allongés démesurément. Le trou des pendeloques est toujours marqué, sur les oreilles de ces Bouddhas, rappelant certains sauvages qui se déforment de la même manière les oreilles (1).

*
* *

La coutume de se percer les oreilles et d'y attacher divers ornements est très générale. On la retrouve chez les peuples les plus sauvages.

Les nègres de la Nouvelle-Guinée y passent de longues chevilles de bois ; d'autres, des ossements polis.

Les Floridiennes y suspendent des oiseaux-mouches et des colibris ; d'autres peuplades y attachent de brillants coquillages.

Les femmes du Malabar ornent, dit-on, leurs

(1) F. Regnault, in *Correspondant médical*.

oreilles de ces beaux insectes d'un vert émeraude du genre de nos cétoines dorées.

*
* *

Chez les Hébreux, les Egyptiens, les Grecs et les Perses, les femmes ne mettaient leurs anneaux d'oreilles, que lorsqu'elles paraissaient dans les pompes sacrées, ou les cérémonies publiques.

Chez les Romains, les boucles d'oreilles étaient le symbole de l'esclavage.

Avant la Révolution, la plupart des jeunes gens portaient encore de très petits anneaux d'or aux oreilles. Cette coutume s'est maintenue après la Révolution, un peu dans toutes les classes de la société ; elle a disparu à peu près complètement aujourd'hui.

*
* *

Peut-être ceux qui continuent à se demander la signification du port des boucles d'oreilles seront-ils heureux de connaître l'opinion formulée à cet égard dans les *Règles de la bienséance et de la civilité chrétienne*, publiées, dès 1711 ou 1713, par le Père Jean-Baptiste de LA SALLE, le fondateur de l'Institut des Ecoles chrétiennes.

L'édition de 1782 de ce travail contient le passage suivant :

Il n'y a qu'une nécessité indispensable qui puisse obliger un homme à pendre des anneaux à ses oreilles. C'est une marque d'esclavage qui l'avilit, et qui ne peut convenir qu'aux femmes qui, selon la loi de Dieu, doivent être assujetties à leurs maris, et à qui la vanité fait croire que c'est un ornement d'avoir des pendants d'oreilles.

Le plus bel ornement des oreilles d'un chrétien est qu'elles soient bien disposées et toujours prêtes à écouter avec attention et à recevoir avec soumission les instructions qui regardent la religion (1).

*
* *

En faisant l'autopsie de momies, on a constaté, chez l'une d'elles, — celle d'un garçon paraissant âgé d'environ 14 ans, — que « les oreilles étaient composées d'un tissu en coton et de résine : l'oreille artificielle, droite, était à sa place ; l'oreille gauche avait été disloquée, comprimée et était fortement défigurée. » A ce sujet, le D^r Ed. PERGENS (*Janus*, août 1909) s'est posé cette question :

Ces oreilles furent-elles portées pendant la vie, ou sont-elles un ornement *post mortem* ? On sait, ajoute-t-il, que « l'ablation des oreilles est une punition encore appliquée, à l'époque moderne, dans certains pays d'Orient. Une figure à laquelle elles font défaut fera l'impression d'être celle d'un individu qui a commis un crime ; notre momie serait donc celle d'un précoce vaurien, à moins qu'il n'y ait eu abus de pouvoir, rixe ou autre chose. Il est naturel qu'un individu frappé ainsi tâche d'y remédier par le port d'oreilles artificielles. La même idée que le défaut d'un membre est quasi un critérium d'infamie, est cause qu'en Ethique, les patients, en cas de nécessité chirurgicale, refusent en général de se laisser amputer. »

*
* *

L'*essorillement*, ou amputation de l'oreille, était autrefois en usage en France. SAUVAL raconte, en

(1) Dr MARCEL NATIER, in *Chronique médicale*.

les termes suivants, dans quels cas cette mutilation était infligée aux criminels :

A un serviteur larron ou coupeur de bourses, on lui coupait l'oreille pour la première fois, et pour la seconde, l'autre, après quoi la mort suivait la troisième.

Quand le premier vol était considérable, on leur coupait l'oreille gauche, d'autant qu'il y a en icelle une veine qui répond aux parties naturelles, laquelle étant coupée rend l'homme incapable de pouvoir engendrer, afin que telle race de gens ne laisse au monde une engeance méchante et vicieuse, dont il n'y a que trop. (*Mémoires de H. Sanson, ancien exécuteur des hautes-œuvres de la Cour de Paris*, vol. 1ᵉʳ, 1862.)

*
* *

Si le gibet avait une bouche, comme il a des oreilles, il appellerait à lui bien des gens. — Ce proverbe, d'une singularité plaisante, est fondé sur une disposition de notre vieille législation pénale, qui voulait que l'exécuteur des hautes œuvres coupât les oreilles de certains individus convaincus de quelque méfait, ce qui s'appelait *essoreiller*, et qu'il les clouât à l'endroit le plus visible du gibet.

Le supplice de l'*essoreillement* remonte, dans nos annales, au commencement de la première race de nos rois. Il fut infligé, par ordre de CHILPÉRIC, à deux maîtres d'école, qui s'obstinaient à ne pas admettre quatre caractères grecs que ce tyran avait jugé à propos d'introduire dans l'alphabet des Francs. Il existait encore sous la troisième race, puisqu'un des ministres de Louis XI fut condamné à le subir après l'avènement de CHARLES VIII.

*
* *

Autrefois, dans plusieurs contrées de la France, l'absence du lobe de l'oreille chez certains individus les faisait passer, aux yeux du vulgaire, pour lépreux ou cagots (1).

En France, le bourreau coupait les deux oreilles au sorcier qui avait assisté au sabbat, et les clouait au gibet ; il en faisait autant au filou déjà repris de justice (2).

En 1019, CANUT Ier ordonna qu'une femme adultère fût punie par l'amputation du nez et des oreilles. Dans le même siècle, GUILLAUME LE CONQUÉRANT supprima la peine de mort, mais il la remplaça par des tourments pires que cette peine (3).

*
* *

Des diplômes de l'an 988 ne laissent aucun doute sur l'antiquité de Maisons, dérivé de *mansiones*, habitations. Ce village, entre la Seine et la Marne, est situé dans une plaine de terres labourables et de prairies, sa principale richesse.

Dans l'origine, Maisons ne consistait qu'en quelques habitations ; il devint considérable insensi-

(1) FRANCISQUE MICHEL., *Histoire des races maudites et méprisées.*

(2) LAISNEL DE LA SALLE, *Croyances et Légendes du centre de la France*, t. II, 220 et s.

(3) PHILOMNESTE, *Le Livre des Singularités*, 266.

blement, et l'on n'ajouta le surnom *près Charen-*
ton, que pour le distinguer de plusieurs autres
lieux de même nom.

Ce que l'on sait de plus ancien, touchant les habitants, c'est qu'en 1211, ils transigèrent avec
l'abbé de Saint-Maur, sur les pacages de leurs bestiaux. Cet abbé qui, sans doute, en était le seigneur
châtelain, avait tous droits sur les villageois. C'était
lui qui, selon les besoins de l'Etat, les envoyait au
service du Roi, ou bien à la défense de la patrie.

> L'une des étranges façons
> Dont les abbés de ces cantons,
> Ardens à corriger le vice,
> Faisaient exercer la justice,
> Fut la suivante : malfaiteur
> (O loi bizarre et sans pareille !)
> Pour avoir volé son seigneur
> *Fut contraint à perdre une oreille* (1).

Ces usages étaient encore communs au XIII⁵ siècle, et on va les retrouver dans les siècles suivants.

*
* *

Dans son ouvrage sur les *Supplices, Prisons,* etc.
(1886), où il énumère cependant les supplices anciens, DEMAIZE ne mentionne pas ce genre de châtiment. Mais, dans le *Registre criminel du Châtelet,*
du 6 septembre 1389 au 18 mai 1392, publié par la
Société des Bibliophiles français (1861-1864), nous
lisons « *Essorillé :* c'était la peine d'un premier

(1) *Mes Voyages aux environs de Paris,* par DELORT, t. I,
306-7.

vol. Oreille destre coppée ». Et, dans les deux tomes de l'ouvrage, sont rapportés quatre jugements, portant condamnation à cette peine.

*
* *

Dans son *Histoire et recherches des antiquités de la ville de Paris* (t. II, 536-597), SAUVAL (1704) relate, dans un chapitre intitulé « les Supplices » :

Anciennement, quand les serviteurs étaient méchants et réfractaires aux ordres de leurs maîtres, c'était la peine ordinaire aux serfs de France, de leur couper les oreilles, et, pour en perdre l'engeance, on les châtrait sans marchander davantage.

Cette phrase, remarquons-le, peut être entendue de deux façons ; après ablation de l'oreille, on pratiquait la castration : dans ce cas, on s'explique aisément le résultat. Mais elle peut indiquer aussi que, pour l'auteur, l'ablation de l'oreille entraîne, de fait, la perte de la virilité du condamné.

*
* *

L'application de cette peine devait être assez fréquente, car il existait un pilori destiné à cette sorte de supplice. Il était installé dans un carrefour, qui, nous le verrons, intéresse aussi à un autre point de vue les médecins parisiens. Ce carrefour étant dans la paroisse Saint-Merri, en un endroit que l'on peut situer assez exactement, sur la topographie actuelle, à la pointe de l'angle aigu que forme la rue de la Coutellerie avec la rue de

Rivoli (occupé par le Café de la Garde Nationale), vers l'angle ouest de la place de l'Hôtel-de-Ville.

Voici ce qu'en dit Sauval :

A Paris, en ce petit carrefour que l'on voit entre le bout du pont Notre-Dame, la Macque, Saint-Jacques à la Boucherie et la Grève, où jadis il y avait une échelle comme celle du Temple : cette place était nommée le carrefour Guigne-oreille, à cause de cette exécution, et en langage corrompu, Guillori, par le vulgaire.

La Macque était un hôtel sis au commencement de la rue Viez-Tessanderie, qui allait (telle cette section actuelle de la rue de Rivoli) du carrefour Guillori à la place Baudur (Baudoyer, mairie du IV° arrondissement).

Voici à quel autre point de vue nous intéresse encore ce carrefour. On sait quel document précieux constitue, pour l'histoire de Paris, le « Livre de la taille de 1292 », qui a servi de base à M. GÉRAUD (1837), pour son bel ouvrage, *Paris sous Philippe le Bel* : c'est une liste, à cette date, de tous les Parisiens imposés, avec leurs noms, prénoms, surnoms, professions, domicile, et le chiffre de leurs impositions ; c'est l'ancêtre du Bottin. En relevant, sur cette longue liste, les médecins (ou *mires*, comme on les appelait alors) qui y figurent, afin d'établir la liste des confrères exerçant à ce moment à Paris, avec les renseignements intéressants qui les concernent, le Dr LAURAND y a rencontré le confrère *Mestre Pierre*, le *convert* (laïque ayant certaines prérogatives religieuses, quoique n'ayant pas prononcé de vœux), *mire* (page 73), *imposé de 10 sous* (valeur ancienne du sol parisis

aux environs de 5 francs), *en le quarrefour Guillo-
rille.*

GÉRAUD dit, à propos dudit carrefour : « Il y
existait un pilori, *où l'on coupait les oreilles.* Le
nom fut aussi *Guignoreille,* et aussi *carrefour de la
Vieille oreille.* »

*
* *

En Angleterre, les écrivains trop libres qui dé-
plaisaient au gouvernement étaient attachés au pilori par les oreilles, et une telle pénalité fut en
vigueur jusque sous le protectorat d'Olivier CROM-
WELL (1).

Tout le monde a lu *Robinson Crusoé* ; or, son
auteur, Daniel de Foë, sous la reine Anne, pour
un pamphlet, fut condamné à 200 marks d'amende;
à avoir les *oreilles coupées ;* à trois expositions au
pilori et à la prison, au bon plaisir de Sa Majesté.
Son livre fut, de plus, brûlé par la main du bourreau. Mais comme, au pilori, le peuple l'entoura,
couvrit l'échafaud de fleurs, lui porta des toasts,
le protègea contre les insultes des torys et chanta
son hymne *to the Pillory,* l'essorillement lui fut,
croit-on, évité.

*
* *

« Un fripon qui, sur sa bonne mine, s'étoit introduit au jeu du comte de Soissons, prit si bien
son temps qu'il lui coupa le cordon de son chapeau ; le comte fut le seul qui s'en apperçut ; et

(1) M. P. QUITARD, *Proverbes français,* 218.

tandis que le fripon cherchoit à s'esquiver, le prince l'arrête par une oreille, et la lui coupe net, en lui disant : quand vous me rendrez mon cordon, je vous rendrai votre oreille. »

Il est probable que, de faits de ce genre, vient l'expression : *Ce sont là jeux de princes.*

*
* *

Il règne dans le Foutatoro, pays situé à l'est de notre colonie du Sénégal, et en deçà du fleuve de ce nom, une singulière coutume.

L'esclave qui veut changer de maître, dit M. Mollien, va, par surprise ou par force, couper l'oreille à l'homme qu'il affectionne : dès ce moment il lui appartient, et son ancien maître ne peut le reprendre. Tel était l'accident qui avait rendu sourd mon compagnon de voyage : deux esclaves lui avaient successivement coupé chacun une oreille au ras de la tête, et la plaie en se fermant avait entièrement coupé le conduit auditif. Voilà, certes, un homme bien malheureux de sa réputation de bonté, qui attirait vers lui les esclaves. A présent, gare à ses chevaux ! car puisqu'il n'a plus d'oreilles, ce seront celles de ses chevaux que les esclaves fugitifs viendront couper.

Cette coutume s'est peut-être établie comme un frein contre ceux qui auraient embauché les esclaves de leurs voisins. M. Caillié, en racontant ce même usage, dit que l'on tue les chevaux, au lieu de leur couper simplement l'oreille. La compensa-

tion est, en effet, mieux établie : les oreilles d'un
homme valent bien la vie d'un cheval (1).

*
* *

Après la conquête, les Francs faisaient une incision à l'oreille de l'esclave fugitif (2), que les Scan-
dinaves appelaient *stufa*, écourté, mutilé.

Aujourd'hui encore, on fend l'oreille des chevaux réformés par l'Etat. Plus tard, la marque remplaça l'essorillement. Les personnes accidentellement privées de l'oreille demandaient des lettres
royaux, pour justifier de la perte de cet organe (3).

*
* *

M. J. JOSEPH a procédé à toute une série de ré-
ductions d'oreilles par opération. Il fait, d'abord,
une excision cunéiforme, il est vrai, assez grande,
et plus grande dans la moitié supérieure de la conque de l'oreille que dans l'inférieure; une autre excision cunéiforme du lobule, également très agran-
die. Pour éviter que l'oreille ne devienne trop large
à sa nouvelle hauteur, le Dʳ J. Joseph excise, des
bords de la plaie de la conque, deux morceaux
cunéiformes d'en haut et d'en bas. Ensuite, il réunit, par la suture, les bords de la plaie, et après,
l'oreille entière, par l'écartement d'un morceau de
la peau du sillon de la conque de l'oreille et le cuir
chevelu ; enfin, il procède à la réunion des bords

(1) *Magasin Pittoresque*, 1836, 248.
(2) THIERRY, *Récits mérovingiens*, t. II, 105.
(3) DU CANGE. *Glossarium*. vᵒ *auris* ; CLAUDE EXPILLY, *Plai-
doyers*, 1637, 226 et 245.

de la plaie et les adapte exactement à la tête, comme l'oreille droite. Les cicatrices sont à peine visibles et le patient se trouve très heureux du succès de l'opération.

*
* *

Vous vous souvenez qu'il y a quelques années, un millionnaire offrit, par la voie des journaux, 25.000 francs à qui consentirait à lui vendre une oreille. Il manquait l'oreille au roi de quelque produit d'épicerie, qui voulait se marier. Il avait donc eu l'idée originale de s'en faire greffer une, et avait mis dans les journaux américains une annonce, par laquelle il demandait à un homme bien portant, possesseur d'une oreille parfaite au point de vue esthétique, de lui vendre cet organe.

Notre millionnaire, ou plutôt son chirurgien, reçut à cette occasion des offres d'oreilles par centaines. Il y a, aux Etats-Unis, comme en Europe d'ailleurs, beaucoup de gens qui consentiraient à se séparer de leur oreille pour la somme de 25.000 francs. Après examen attentif, le chirurgien du millionnaire choisit l'oreille d'un Allemand de quarante ans, marié et père de famille. C'était une oreille respectable entre toutes et, paraît-il, sans défauts.

Pendant sept jours, l'Allemand et le millionnaire furent unis par l'oreille. Le lobe supérieur de celle-ci fut seul détaché de la tête de l'Allemand et greffé sur celle du millionnaire. Au bout de sept jours, l'opération fut renouvelée sur le lobe inférieur.

Détail à noter : au cas où la greffe n'aurait pas réussi, l'Allemand n'en devait pas moins recevoir ses 25.000 francs et rester propriétaire d'une moitié de son oreille.

L'Oreille et l'Anthropométrie.

L'oreille est, peut-être, de tous nos organes, le plus déshérité. Pour quelle raison, on ne se l'explique guère.

Voulons-nous décrire la physionomie de quelqu'un, nous parlerons de ses yeux, bleus ou noirs, quand ils ne sont pas gris ou... verts ; de ses cheveux, opulents ou rares ; de sa bouche, large ou menue ; de son nez, droit ou courbe, gros ou mince. De l'oreille il n'est jamais question. Et voilà, précisément, que l'anthropométrie la réhabilite, en lui donnant une importance, jusqu'alors insoupçonnée, pour la recherche et l'identification des criminels.

Consultez vos fiches d'oreilles, disait M. BERTILLON à ses agents, et vous reconnaîtrez, entre cent, entre mille, le bandit que vous poursuivez. Il n'y a pas deux oreilles qui se ressemblent ; attachez-vous surtout à ce qui les individualise.

A cette fin, décomposons l'organe en ses différentes parties, et voyons, d'abord, le *pavillon*.

Des nombreuses anomalies qu'est susceptible de présenter le pavillon de l'oreille, il en est une qui apparaît sur le bord libre de l'*hélix* (on nomme ainsi le repli qui occupe le bord de l'oreille) au niveau de sa partie supérieure ; cette saillie, qui a été signalée pour la première fois par DARWIN, a été nommée en son honneur le *tubercule de Darwin*. Celui-ci, anormal chez l'homme, existe normalement chez un certain nombre de singes, notamment chez le cercopithèque, le macaque et le cyno-céphale. M. HENRI COUPIN, qui a consacré à ce sujet une très curieuse étude, mentionne d'autres anomalies, telles que les oreilles réduites à de simples moignons, l'oreille en anse, etc. Ces anomalies, fait à noter, sont, pour la plupart, héréditaires. On en a vu persister pendant quatre générations.

*
* *

LOMBROSO et son école ont prétendu trouver, dans l'oreille, des caractères indiquant une disposition au crime. C'est ainsi que l'oreille dite « en anse » se rencontrerait chez les voleurs de grands che-mins, les escrocs vulgaires, les homicides, etc. Mais un autre auteur a contesté le fait, en apportant des statistiques toutes différentes de celles du crimino-logiste italien. MARRO, sur 500 sujets, n'aurait trouvé l'oreille « en anse » qu'environ huit fois sur cent ; avec, il est vrai, un maximum de quinze pour cent chez les vagabonds. Mais, comme le fait observer M. COUPIN, il faudrait savoir si, chez les honnêtes gens, l'oreille « en anse » n'est pas aussi fréquente.

La mobilité des Oreilles.

Ce qui ne s'observe pas souvent, par exemple, c'est la *mobilité des oreilles* : nous n'avons relevé, dans les annales de la médecine ou de l'histoire, que quelques rares exemples d'hommes ou de femmes qui ont eu la faculté d'imprimer des mouvements à leurs oreilles, faculté qu'au rapport des voyageurs posséderaient certaines peuples sauvages ; mais on nous a laissé ignorer si, chez ces peuples, cette disposition était originelle ou acquise.

DARWIN, BROCA et d'autres ont signalé, chez certaines personnes, le caractère fonctionnel des muscles auriculaires qui, chez l'homme, ne sont d'aucun usage et qui rappelleraient simplement un état ancestral. L'homme, d'après les anthropologistes, n'étant qu'un animal en voie de perfectionnement, on doit encore retrouver chez lui la trace d'organes ayant servi dans ses états transitoires antérieurs.

Jadis, les oreilles remuaient ; donc, elles peuvent encore remuer. Et, en effet, on rencontre encore aujourd'hui des personnes aux muscles auriculaires actifs. Autrefois, il s'en rencontrait également, puisque les *Ephémérides des Curieux de la Nature*, de 1685, parlent d'une jeune fille dont les oreilles se mouvaient. Quelques érudits du temps mirent en doute l'authenticité de l'observation. Le rédacteur des *Nouvelles de la République des Lettres*, en septembre 1686, fit remarquer qu'il n'était pas permis de « nier cette singularité, après ce que M. l'abbé de MAROLLES atteste du philosophe CRASSOT ».

Né à Langres et mort à Paris, au Collège de la Marche, cet original, malpropre comme un cynique, portant la barbe longue, touffue, et les cheveux mal peignés, avait (dit l'abbé de Marolles, qui l'avait bien connu) une chose bien particulière: c'était de *plier et de redresser ses oreilles à volonté, sans y toucher.*

*
* *

Selon Pierre MESSIE, SAINT AUGUSTIN a vu un homme qui non seulement remuait les oreilles comme il le voulait, mais encore ses cheveux, sans faire aucun mouvement ni des mains ni de la tête.

Le grand anatomiste VÉSALE assure qu'il a rencontré à Padoue deux hommes dont les oreilles se dressaient.

Il y a mieux : cette anomalie musculaire a été signalée chez une divinité grecque, chez le dieu de la force brutale, chez HERCULE. Hercule possédait des oreilles mobiles. On les voyait se dresser quand il mangeait. ATHÉNÉE rapporte des vers d'EPICHARME où il est dit : « Sa mâchoire choque bruyamment, ses molaires frappent avec éclat, ses canines grincent, il siffle par les narines, *il agite ses oreilles !* »

*
* *

Le chirurgien belge Jean PALFIN, ou PALFYN, dit, dans son *Anatomie chirurgicale* (Leyde, 1710), que Jean MÉRY, chirurgien berrichon, faisait exécuter à volonté toutes sortes de mouvements à ses oreilles.

VALSALVA, autre chirurgien italien, soutient, dans son ouvrage : *De aure humana tractatus* (Bologne,

1704), que si l'oreille humaine n'exécute point les mêmes mouvements que certains animaux, ce n'est pas qu'elle soit dépourvue de muscles, mais c'est qu'ils sont dans un état de paralysie par l'effet de nos habitudes sociales ; il ajoute que les Africains, chez lesquels on ne comprime point la tête des enfants nouveau-nés par l'usage des bandeaux, ont les oreilles avancées en dehors et que leurs muscles auriculaires jouissent de tous leurs mouvements. Aussi ces peuples entendraient-ils beaucoup mieux que nous.

*
* *

Une des grandes distractions, à la Cour de Napoléon Ier, était de voir l'Impératrice MARIE-LOUISE faire tourner son oreille sur elle-même.

« Dans ses appartements, où elle passait la plus grande partie de son temps, écrit M. H. D'ALMÉRAS, sans jamais s'ennuyer, elle brodait, elle lisait, elle prenait des leçons de musique ou de dessin. Le soir, devant quelques intimes, elle s'amusait à *faire tourner son oreille sur elle-même*. Si inférieure à bien des égards, elle était sur ce point sans rivale. Personne, soit en France, soit à l'étranger, ne faisait tourner son oreille aussi facilement et aussi bien que l'impératrice Marie-Louise. »

C'est à la duchesse D'ABRANTÈS qu'on doit la connaissance de cette particularité.

« Un des plaisirs des soirées impériales, écrit le mémorialiste en jupons, avant que l'Empereur arrivât dans le salon, c'était l'Impératrice qui le procurait, en *faisant tourner son oreille sur elle-même*. Cette faculté, du reste, est assez singulière, et je crois bien qu'elle est la seule personne que je connaisse qui la possède. »

Et, comme si elle avait cherché à expliquer cette anomalie, la duchesse ajoute en note : « ...Par un mouvement des muscles de la mâchoire, l'impératrice faisait tourner son oreille presque en un cercle entier. Ce mouvement de rotation n'est pas fort comprenable (sic), mais elle en possède la possibilité. »

Serait-ce, comme on l'a dit, non sans quelque malice, le seul don de séduction qu'aurait possédé la seconde épouse de NAPOLÉON? En ce cas, elle n'avait pas lieu de s'en vanter, car ce n'est pas généralement un signe de grande intelligence. Nous pourrions rappeler à ce propos que SAINTE-BEUVE, un des cerveaux les plus compréhensifs que l'on connaisse, avait, pour ainsi dire, les oreilles collées à la peau et qui ne se détachaient pas. Mais cela seul suffirait-il à établir sa supériorité intellectuelle? Le critique par excellence en a heureusement donné d'autres preuves plus manifestes.

Un fait qui a été signalé, croyons-nous, par M. METCHNIKOFF, c'est que le somnambulisme naturel coïnciderait avec la mobilité du pavillon de l'oreille. L'illustre savant a observé deux frères qui, pendant leur jeunesse, s'étaient livrés à des exercices somnambuliques des plus caractéristiques. L'un d'eux, chimiste distingué, grimpait sur une armoire élevée, ou se promenait nuitamment dans son appartement, sans en garder le moindre souvenir au réveil. Son frère, marin, montait, dans un accès de somnambulisme, sur la hune du bas-mât d'un navire à voiles. Or, ces deux sujets étaient, l'un et l'autre, capables de mouvoir à volonté leurs oreilles. Il s'agissait, dans ce cas, comme dans un de ceux que nous avons mentionnés plus haut, d'une anomalie familiale et héréditaire, car les deux filles de l'un des frères étaient somnambules comme leur père, et avaient le muscle peaucier de l'oreille très mobile.

Doit-on retrouver là une réminiscence de lointains ancêtres appartenant à la race simiesque ? Les exploits gymnastiques dont nos deux personnages étaient si fiers le laisseraient presque à penser ; mais cela nous entraînerait au delà des limites que nous nous sommes assignées. Ce qui est certain, c'est que, comme nous l'avons écrit à une autre place (1), il est possible de faire l'éducation de nos muscles, et l'oreille n'échappe pas à la règle ; l'observation suivante, que nous empruntons à un recueil de médecine du siècle dernier, tend à le prouver une fois de plus.

Celui qui en est l'objet avait essayé, à plusieurs reprises, de contracter les muscles de l'oreille. Dans l'espace d'un mois, « après une vingtaine d'exercices de deux à trois minutes environ », il était parvenu à mouvoir l'oreille droite.

Il en resta là pendant quelque temps ; puis il reprit ses exercices, essayant de provoquer l'action des muscles du côté gauche. Dans l'espace d'un mois, et après moins de tentatives que pour le côté droit, il obtint des mouvements très sensibles. « Il n'y eut plus que les muscles auriculaire antérieur

(1) V. les *Curiosités de la médecine*, t. Ier.

(*zygomato-auriculaire*) du côté droit, et auriculaire postérieur (*mastoïdo-auriculaire*) du côté gauche, qui furent dans l'impuissance d'agir.

A la fin d'avril 1820, notre confrère — vous avais-je dit que c'était un médecin? — reprenait les exercices qu'il avait suspendus de nouveau; et, en moins de huit jours, il parvenait à mouvoir les deux muscles jusque-là rebelles.

Depuis ce temps, conclut-il, je puis mouvoir très sensiblement les oreilles toutes deux ensemble, ou l'une après l'autre, sans qu'il y ait participation d'action des muscles voisins. Il est facile de reconnaître que le mouvement est imprimé par tel ou tel muscle, parce qu'en plaçant le doigt dans la direction du muscle qui agit, on distingue sans peine la contraction de ce muscle.

Cette faculté lui servait dans deux circonstances : lorsqu'il entendait un bruit aigu ou désagréable : alors « la contraction était forte, générale et comme involontaire » ; ou lorsque, n'étant pas placé de manière à bien entendre, il voulait écouter avec attention : il semblait alors que le pavillon de l'oreille « voulût se porter dans la direction des rayons sonores ».

Voilà donc, pour les personnes qui ont des loisirs, une occupation toute trouvée : qu'elles dressent leurs oreilles à se mobiliser à leur volonté, et nous promettons un beau succès à celles qui parviendront à acquérir ce talent de société.

Dictons sur l'Oreille.

D'un homme humilié, triste ou déçu, l'on dit qu'il *baisse l'oreille*. Cette expression vient d'observations faites sur certains animaux, qui dressent ou rabattent les oreilles, suivant ce qu'ils éprouvent. Elle se rencontre dans les écrits de PLATON. HORACE s'en est servi pour lui-même.

LA FONTAINE nous montre le renard qui, dupé par la cigogne, s'en va,

> *Serrant la queue et portant bas l'oreille.*

Chez l'homme, les muscles auriculaires sont, en général, assez atrophiés, pour ne pouvoir déterminer aucun mouvement du pavillon.

L'Oreille et les médications populaires.

La crédulité du peuple est, on peut le dire, vieille comme le monde. L'adage *vulgus vult decipi*, s'il ne remonte pas à une antiquité fabuleuse, a pu s'appliquer aux hommes, dès qu'ils ont vécu en société. Nous nous jugeons aujourd'hui des « esprits forts » ; il nous est resté la faiblesse d'ajouter foi à toutes les billevesées qu'il plaît aux charlatans de débiter, quand ils trouvent des oreilles complaisantes pour les écouter.

Justement, à propos d'oreilles, voulez-vous connaître le remède qu'un Parisien en villégiature dans un trou perdu de la Bretagne, consentit à expérimenter sur lui-même? Ce passage d'une lettre qu'il écrivait à un de nos amis va tout de suite vous renseigner :

J'ai attrapé un coup d'air à l'oreille. Ça m'a tenu trois jours. Savez-vous ce qui m'a guéri? Un remède de bonne femme... Une femme qui nourrit son enfant m'a fait couler du lait dans l'oreille... Ça a été radical !

Le remède du Parisien n'est pas originaire des landes bretonnes ; il nous revient tout simplement... des bords du Gange.

Entre autres remèdes usités dans l'Inde contre les maux d'oreilles, le Dr DORDYSETT (de Bombay) signale le lait de femme. D'après les femmes hindoues, le lait d'une primipare, versé dans l'oreille, serait souverain contre les maux d'oreilles des enfants. De même, l'urine de chat ou de nouveau-né, introduite dans le conduit auditif, arrêterait les écoulements.

Les femmes de Madras combattent l'otalgie en introduisant dans l'oreille des scorpions morts, bouillis dans l'huile douce.

Il est intéressant de rapprocher de ces pratiques celles de certaine population algérienne, pratiques qui proviennent en droite ligne de la Calabre ou de la Sicile.

Chez les Napolitains et les Maltais, un bon remède contre les maux d'oreilles est constitué par *l'huile de souris*. La préparation de cette huile ne peut être confiée à tout le monde ; quelques initiés seuls sont aptes à la réaliser. Par suite d'indiscrétions, nous pouvons en donner la formule à peu près exacte à nos lecteurs.

Prenez un nid de souris aussi jeunes que possible ; mettez-les confire dans un bocal d'huile d'olives, où on doit les introduire vivantes. Au bout de six mois, le remède est parfait et prêt à être employé.

Cette médication, souvent répétée, serait excellente dans le cas de surdité rebelle.

Après tout, cette médication n'est pas plus absurde que bien d'autres.

Les sympathies de l'oreille avec les autres organes.

Un phénomène physiologique des plus curieux a été signalé, dès 1844, à l'Académie de médecine, par M. BONNAFONT : quand on touche la membrane du tympan avec un corps piquant, dans la région qui avoisine la corde de ce nom, ou qu'on y opère l'excision d'un polype avec un bistouri, le malade éprouve parfois une sensation sur le côté correspondant de la langue, sensation qui s'accompagne, chez les uns, d'un goût métallique très prononcé ; chez les autres, d'un goût aigrelet.

Dans certaines circonstances, la sensation se porte du côté de l'œil, dont la sécrétion lacrymale se trouve augmentée. Ces phénomènes ont été constatés depuis par DUCHENNE, de Boulogne, et plus tard encore, par le Dr PHILIPPEAUX, de Lyon. Non seulement Duchenne, de Boulogne, dans ses recherches électro-physiologiques sur les propriétés de la corde du tympan, a constaté les phénomènes sympathiques indiqués par M. Bonnafont du côté de la langue et de l'œil, mais encore une action spéciale due à l'excitation électrique de ce nerf, sur la sécrétion salivaire ; avec CLAUDE BERNARD, il admet l'influence évidente de cette branche nerveuse sur la glande sous-maxillaire.

Ces faits de sympathies de l'oreille avec les autres organes sont connus depuis longtemps. Il suffit d'ouvrir les œuvres de DULAURENS, médecin de HENRI IV, traduites en français, en 1621, par Théoph.

GELÉE, au chapitre treizième du livre onzième, pour y lire un paragraphe entier, ayant pour titre : *De l'admirable sympathie qui est entre les oreilles et le palais, et entre la langue et le larynx.*

Si on piquote, dit-il, le tambour avec une éprouvette ou cure-oreille, on excite incontinent une toux sèche ou le besoin de cracher..... Le nerf de la cinquième conjugaison produit de soy plusieurs scions : le plus grand s'en va dans l'oreille et à la membrane nômée le tambour, qui est d'un sentiment très exquis, pour porter les espèces de sons au cerveau. Le moindre s'en va à la langue et au larynx, et de là vient que les affections des oreilles et de la langue se communique facilement d'une partie à l'autre.....

Quant à l'influence de l'irritation mécanique du tambour sur la sécrétion salivaire, notre ancêtre l'expliquait, en disant que la compression de la membrane du tympan faisait refluer les mucosités, contenues dans la caisse, à travers la trompe jusque sur la langue ; d'où le besoin de cracher. A part l'explication, on le voit, DULAURENS, il y a 250 ans, connaissait le fait démontré expérimentalement par DUCHENNE, de Boulogne et CLAUDE BERNARD.

*
* *

L'empirisme a, d'ailleurs, confirmé depuis longtemps, par ses pratiques en apparence bizarres, la réalité de ces curieuses sympathies, même éloignées, dont l'oreille semble être comme le foyer d'émergence. Les maréchaux-ferrants de la Corse guérissent encore aujourd'hui la sciatique, en cautérisant l'*anthélix*. ZACUTUS LUSITANUS guérissait, d'après une méthode importée du Japon, la même maladie, en pratiquant une cautérisation sur la région mastoïdienne à l'aide d'un sarment de vigne.

HIPPOCRATE vantait la section, ou mieux les scarifications pratiquées derrière les oreilles, dans le but de détourner certains mouvements fluxionnaires qui, de la tête, se portent sur les articulations des extrémités inférieures.

MALGAIGNE a connu un empirique qui calmait instantanément les maux de dents, en versant dans le conduit auditif externe quelques gouttes d'eau de Cologne. Un tampon de ouate, imbibé d'éther ou de chloroforme, placé à l'entrée du conduit auditif, donnerait le même résultat.

Dans un cas de syncope de nature hystérique, qui se prolongeait d'une manière inquiétante, un de nos confrères a rappelé la malade à elle-même, en approchant ses lèvres de l'oreille de la patiente et en soufflant brusquement au fond du conduit auditif. Nous rappellerons, enfin, quelques guérisons remarquables de névralgies faciales, obtenues par M. DESTERNE, en excitant mécaniquement la membrane du tympan ; et celles de bourdonnements nerveux par DUCHENNE, de Boulogne, dues à l'excitation électrique de la corde du même nom.

Il conviendrait d'ajouter encore, qu'en portant dans l'oreille moyenne, par la trompe, sous forme de douche, de l'air soit pur, soit mélangé de vapeurs anesthésiques ou autres, on a quelquefois, au lieu de la surdité, guéri certaines céphalées, certains vertiges auxquels les malades étaient en proie.

Il y a peut-être là toute une voie nouvelle d'essais thérapeutiques à parcourir.

*
* *

Il y a quelques années (1), on signalait les rapports qui existent entre l'oreille et la zone naso-génitale chez la femme. Le Dr Heiman avait eu à traiter un certain nombre de jeunes filles, de dix-huit à vingt-sept ans, qui se plaignaient de douleurs tenaces de l'oreille, d'origine méconnue et qu'aucun des nombreux moyens mis en œuvre ne parvenait à calmer. Une de ses malades, ayant attiré son attention sur la coïncidence, chez elle, des douleurs de l'oreille avec la période menstruelle, l'auteur eut l'idée d'examiner le nez de la malade, et ayant trouvé du gonflement de la muqueuse, il fit un badigeonnage avec une solution de cocaïne à 20 p. 100. Les douleurs de l'oreille diminuèrent aussitôt, et, après quelques séances, disparurent complètement.

La cautérisation des cornets inférieurs au galvano-cautère amena la guérison complète, non seulement des douleurs de l'oreille, mais aussi des douleurs de ventre qui accompagnaient les règles. Le même résultat a été obtenu dans deux autres cas. Par contre, dans les cas où les névralgies n'étaient pas d'origine menstruelle, le badigeonnage de la muqueuse par la cocaïne n'amena aucun résultat.

L'auteur en conclut que l'action favorable de la cocaïne a, pour l'oreille, la même valeur que pour les organes génitaux ; c'est-à-dire que si les névral-

(1) Cf. *Presse Médicale*, 4 mai 1904.

gies de l'oreille cèdent après l'emploi de la cocaïne, il s'agit de troubles de la zone génito-nasale ; dans le cas où ce traitement échoue, il faut rechercher la cause du mal ailleurs. L'auteur pense que cet essai doit être fait toutes les fois que la cause des névralgies de l'oreille ne peut être déterminée.

L'Oreille musicale.

La forme de nos oreilles est-elle musicale ? Voilà une question que feraient bien de se poser tous les musiciens en herbe, tant chanteurs et cantatrices que compositeurs ou exécutants, avant de se lancer dans la carrière artistique ; car, si l'oreille a une forme réellement harmonieuse, ils réussiront ; tandis que, dans le cas contraire, un insuccès certain les attend.

Cette théorie a été exposée, le plus sérieusement du monde, dans les colonnes du *Deutsche medicinische Wochenschrift*, par le docteur GERBERR, agrégé de l'Université de Königsberg, lequel prétend qu'il y a des rapports étroits entre le sens musical et les circonvolutions du pavillon de l'oreille.

Suivant le Dr Gerberr, l'oreille d'un véritable artiste en harmonie doit être sensiblement plus longue que large, peu épaisse, de lignes régulières ; l'hélix et l'anthélix s'entourant avec symétrie l'un par rapport à l'autre, et le lobe bien détaché de la tête.

*
* *

D'autre part, le docteur KINYOUN, de Washington, a observé que tout musicien a la conque de l'oreille faite d'une certaine façon : et toute oreille faite de cette manière est une oreille de musicien. Cette conque (ou pavillon) est large, profonde, rectangulaire ; le bas en est horizontal, à angle droit avec l'hélix ou bord extérieur. On remarque cette particularité chez l'Apollon du Belvédère.

Chez les chanteurs, le bord inférieur de la conque dévie souvent de l'horizontale et forme un léger angle obtus avec l'antitragus : c'est le cas de Mme EAMES. Mais cet angle ne se rencontre jamais chez les instrumentistes. D'autres, comme Mme CAVALIERI ont le bord inférieur horizontal et l'anthélix un peu dévié.

RICHARD WAGNER avait une oreille absolument typique, dont le docteur Kinyoun a retrouvé le dessin plus ou moins net chez Hans de BULOW, PADEREWSKI, TSCHAIKOWSKY, VERDI, MASCAGNI, BERLIOZ, GRIEG, LÉONCAVALLO, LISZT, et MOZART.

*
**

Les touristes qui s'arrêtent à Salzbourg ne négligent jamais de visiter, au troisième étage de la maison qui porte le numéro 9 de la Getreidegasse, la très modeste chambre où naquit MOZART. On a réuni là un certain nombre de souvenirs du grand compositeur : un clavecin, des meubles, des objets de toute sorte, des partitions, des autographes et des portraits.

Sur l'un des murs, le visiteur remarque une étrange aquarelle, qui représente deux oreilles : l'une est l'oreille de l'auteur de *Don Juan* ; l'autre est l'oreille vulgaire d'un simple mortel. Il n'est pas besoin d'être artiste pour remarquer entre ces deux spécimens d'appendices auditifs une extra-ordinaire différence ; car l'oreille de Mozart présente une forme tout à fait exceptionnelle, qui avait déjà frappé l'un de ses biographes, et dont avait hérité le plus jeune fils du grand compositeur. Le docteur Gerberr, privat-docent à Königsberg, plus haut nommé, a consacré, dans une Revue médicale allemande, une minutieuse étude à cette oreille historique et il démontre que tous les détails en sont anormaux.

Le bord de l'oreille, au lieu de s'arrondir comme chez le commun des mortels en une courbe ininterrompue, se replie brusquement en angles obtus : le pavillon, qui d'ordinaire affecte la forme d'un coquillage, offre une surface plane et à peine modelée ; la partie charnue présente les mêmes anomalies que le cartilage; et le lobe inférieur fait complètement défaut. Avec cela, l'oreille tout entière est de dimensions insolites et, au lieu d'être de forme allongée, comme il arrive en général dans les races supérieures, par exemple dans la race caucasique, elle se distingue par une excessive largeur, qui est ordinairement l'attribut des races les moins civilisées.

En un mot, couleur à part, c'est l'oreille d'un nègre. D'où il semble résulter que l'étude physiologique des grands hommes est assez vaine, à moins qu'on n'en préfère conclure que tous les Hottentots sont des Mozarts, que les circonstances n'ont pas favorisés.

Une profession para-médicale : l'auricure.

Il y a de drôles de métiers. Nous avons en France des manicures, des pédicures et des variétés infinies de masseurs. Nous signalons aux amateurs de professions para-médicales une nouvelle carrière, celle de l'auricure.

Jusqu'à présent limitée aux pays d'Orient, cette branche de l'art mérite d'être importée chez nous; elle ne manque pas d'utilité.

En Indo-Chine, tout indigène qui se respecte ne croirait pas avoir achevé sa toilette des grands jours, s'il n'avait confié ses oreilles à un auricure plein de dextérité. Le voyageur qui, pour la première fois, parcourt nos colonies indo-chinoises, n'est pas peu surpris de rencontrer aux carrefours un groupe de badauds autour du praticien en plein vent, procédant sur un indigène à la délicate opération, à l'aide d'une curette de forme spéciale.

Non seulement il est indispensable de débarrasser l'oreille des produits impurs qui s'y accumulent, mais il est utile de la débarrasser des poils importuns qui y poussent et nuisent à l'esthétique aussi bien qu'à l'audition.

Une énigme sur l'Oreille.

La pièce de vers qu'on va lire fut découverte, par le Dr PILLEMENT, dans le *Journal de Nancy*, de 1779 ; nos ancêtres étaient friands de ces sortes de divertissements littéraires.

Enigme

Nous naissons deux à deux, toujours d'égale taille.
Nous baissons, nous dressons alternativement
            Le pavillon selon le vent.
            Voulez-vous qu'on vous détaille
            Savamment ce que nous avons ?
            Vestibule très remarquable,
            Rampe d'escalier admirable,
            Tournée ainsi que tout colimaçon;
            Un aqueduc, une nacelle ;
            Deux fenêtres donnant (1)
            Sur un dédale très savant.
            Sans voler, nous avons une aile.
            Nos instruments sont : un marteau,
Une enclume, un tambour, une conque sonore,
Un étrier. Que vous dirai-je encore ?
A la porte un portier, dont le nom n'est pas beau,
            (C'est Hircus qu'on le nomme),
            Perpétuellement se tient.
Rien plus que nous n'est nécessaire à l'homme,
            Car sans nous, il ne saurait rien.
Rois, ne vous prêtez pas à des hommes perfides.
Jeunesse, prêtez-nous à des maîtres rigides,
            Qui puissent nous conduire au bien.

            (*Journal de Nancy*, 1779, n° VII, 156.)

Le mot de l'énigme? Vous l'avez deviné, il est
superflu de l'indiquer.

(1) Ce vers n'a que six pieds ; est-ce la faute du copiste ?

Les Sourds célèbres.

On pourrait dresser une assez longue liste de Sourds célèbres. Contentons-nous d'en citer trois : Le Sage, La Condamine, et le poète anglais Prior.

Le Sage devint sourd à quarante ans. « Il était sourd quand il fit ce beau livre (*Gil Blas*), où les plus légers murmures de l'amour-propre des passions sont exactement notés. Et ce livre est d'un pauvre homme qui travaillait pour vivre. »

Il était sourd depuis sept ans, quand il lâcha son *Gil Blas* à travers le monde, et « l'infirmité de son auteur n'empêcha pas le bon compagnon de parcourir la vie l'oreille au vent, l'œil au guet, le jarret souple, et de trouver, tout compte fait, malgré les côtes et les fondrières, que le chemin valait la peine du voyage (1) ».

*
* *

Le jour de sa réception, La Condamine, qui était sourd, fit distribuer à ses nouveaux collègues cette épigramme, dont il était l'auteur :

Apollon n'avait plus que trente-huit apôtres,
La Condamine entre eux vient s'asseoir aujourd'hui.
 Il est bien sourd, tant mieux pour lui,
 Mais hélas, non muet ! et tant pis pour les autres.

*
* *

On lit, dans le second volume des *Anecdotes Anglaises*, que le poète Prior, étant devenu sourd

(1) Dr Vallon, in *Chronique médicale*.

dans sa prison, on lui reprochait, à sa sortie,
d'avoir négligé sa santé : « Comment pouvais-je,
disait-il, prendre soin de mes oreilles, quand je
n'étais pas sûr de ma tête? »

Anecdote sur les Oreilles.

Une anecdote, avant de clore le chapitre de
l'oreille.

A une représentation de l'*Alceste*, de GLÜCK,
Mlle LEVASSEUR venait de dire, avec un accent su-
blime d'indignation et de douleur, ce vers :

Il me déchire et m'arrache le cœur.

Un grincheux s'écria :

— Et vous, mademoiselle, vous m'arrachez les
oreilles.

Son voisin, ému et indigné, lui répondit :

— Ah! monsieur, quelle bonne fortune, si c'est
pour vous en donner d'autres (1) !

(1) *Anecdotes de théâtre*, par L. LOIRE, 99.

II. — LE GOUT

L'organe principal du goût c'est, on le sait, la langue ; mais, avant de parler de celle-ci, disons quelques mots des lèvres et de la bouche.

Les Mutilations des Lèvres.

La mutilation que les curieux d'ethnographie comparée constatent le plus souvent est celle des lèvres. Mais à quel degré, on ne saurait se l'imaginer.

Ainsi, les sauvages Botocoudos se font, positivement, une seconde bouche, en se fendant la lèvre inférieure, pour y insérer un disque en ivoire si considérable, que la lèvre n'a plus que l'apparence d'un anneau mince autour du disque.

Les peuplades du Zambèze ne le cèdent guère, en fait de monstruosité, aux Botocoudos; mais c'est la lèvre supérieure qu'ils se percent, pour y passer un immense anneau. La bouche, tendue en avant, provoque une affreuse grimace : la prononciation s'altère singulièrement.

Mais il y a plus étrange encore : les femmes de la tribu des Mittous, dans l'Afrique centrale, arrivent à se faire un véritable museau, en ajustant sur leurs deux lèvres des rondelles de corne, ourlées de fer, si bien que lorsqu'elles parlent, on entend un continuel claquement. Pour boire, elles sont obligées de se relever la lèvre supérieure avec les doigts et de se faire verser le breuvage dans la bouche.

Les chirurgiens d'Amérique pratiquent, pendant l'enfance, à la lèvre inférieure, une perforation qu'on élargit graduellement, jusqu'à ce qu'elle mesure trois centimètres de diamètre ; puis, comme les aliments, les boissons et la salive s'écouleraient par cette perforation, on la bouche avec un obturateur d'émail ou de cuivre. C'est un signe de la virilité : un homme rougirait de se montrer sans son obturateur ; il ne l'enlève, et encore rapidement, d'un coup de langue, pour le replacer de même, que pour siffler et se faire entendre de loin (1).

Les Pahouins, qui sont de bien vilains nègres, s'attachent à ressembler au tigre. Pour cela, ils trouent leurs lèvres comme une écumoire, pour y placer des épines de mimosas, et cela leur fait des espèces de moustaches pointues tout à fait baroques.

On a vu, à Paris, dans une de ces exhibitions humaines qui sont à la mode depuis quelque temps, des Galibis : ils avaient la lèvre perforée, pour y passer une épine qu'ils remuaient constamment avec la langue.

Les nègres du Gabon pratiquent également, à la lèvre inférieure, un trou pour passer la pointe de la langue.

(1) Dr A. Bonnier, *Du sifflet chez les peuples primitifs* (*La Nature*, 12 mars 1892).

La section du frein de la langue.

Dans le peuple, à Constantinople, il est d'usage, pour combattre l'ictère, de couper le frein de la lèvre supérieure. Cette pratique est usitée même pour les enfants.

Ce sont les barbiers qui opèrent. Ce mode de traitement est loin d'être sans danger : le Dʳ Vɪoʟɪ avait été appelé auprès d'un enfant de quatorze jours, pour arrêter une hémorragie datant de trois jours, et consécutive à la section du frein de la lèvre supérieure. L'arrêt de l'écoulement du sang fut obtenu par l'application de pinces hémostatiques ; mais l'enfant, épuisé, succomba peu après.

Les Lèvres fendues.

Les anciens n'ont pas parlé de l'origine congénitale des lèvres fendues, s'étant occupés surtout des divisions accidentelles. De l'aveu de Mᴀʟ-ɢᴀɪɢɴᴇ, les passages où A. PᴀʀÉ a parlé du *bec-de-lièvre* sont bien maigres à côté de ce qu'en dit Fʀᴀɴᴄo, qui donnait sa description en 1556, tandis que le chapitre correspondant de Paré est de 1568.

Ce que Franco décrit sous le nom de *Dents de lièvre,* c'est le *bec-de-lièvre* double, avec saillie des dents médianes hors de la bouche. Malgaigne croit que personne n'en a fait mention avant notre chirurgien (1).

(1) *Chirurgie de Pierre Franco, de Turriers en Provence,* par E. Nɪᴄᴀɪsᴇ, 313, n.

La Restauration des lèvres au XVIe *siècle.*

On voit, dans une gravure publiée par la *Semaine dentaire*, et extraite de l'ouvrage de Gaspard TAGLIACOZZI (chirurgien bolonais, qui vécut de 1546 à 1599), une restauration plastique de la lèvre inférieure à l'aide d'un lambeau de l'avant-bras, laissé en position tout le temps nécessaire à la réunion.

Cette méthode de greffe paraît être due aux Indiens ; elle reprit une nouvelle vogue en Italie ; en 1415, elle fut perfectionnée par Tagliacozzi.

Un Stigmate anatomique : Les grosses lèvres.

Nous avions jadis détaché, en prévision d'une étude sur l'hérédité des stigmates de dégénérescence, au point de vue historique, le passage suivant de LA MONNOYE, reproduit par une feuille provinciale, très bien rédigée, le *Réveil bourguignon*.

Nous sommes en 1530. Eléonore, sœur de CHARLES-QUINT et femme de FRANÇOIS Ier, traverse la Bourgogne, et, s'étant arrêtée à Dijon, rend visite aux Chartreux. Ici nous citons La Monnoye :

Des *lôfre*, en patois bourguignon, sont proprement de grosses lèvres, telles qu'on dit que sont celles de la maison d'Autriche, touchant l'origine desquelles on rapporte qu'en 1530, la reine Eléonor ayant eu, en passant à Dijon, la curiosité de voir, dans les caveaux des Chartreux, les corps de PHILIPPE LE HARDI et de JEAN SANS PEUR, qu'on conserve embaumez, s'écria, voyant leur grosse bouche relevée : — « Vraiment, j'avais cru jusqu'ici que c'étoit de la maison d'Autriche que nous tenions nos lèvres, mais je reconnois que c'est de la maison de Bourgogne, en la personne de Marie, fille du dernier duc, épouse de notre ayeul Maximilien. »

N'est-il pas piquant d'apprendre, par la reine Eléonore, quelle belle mâchoire ornait le visage des derniers ducs de Bourgogne? C'est ce bavard de Brantôme qui a retenu et répété le propos de cette reine, les tenant lui-même d'une dame qui était présente lorsqu'ils échappèrent à cette Autrichienne, si bien pourvue, elle aussi, sous le rapport des lèvres (1).

Pour avoir de jolies Lèvres.

Selon Lémery (*Traité des Alimens*, ann. 1705), les femmes de la Cour, à l'avant-dernier siècle, portaient en mains des citrons doux, qu'elles mordaient de temps en temps, pour avoir des lèvres vermeilles (2).

Anomalie labiale.

Un vieillard de 70 ans, que M. Villemin a présenté à la *Société anatomique*, était porteur d'une anomalie assez curieuse : sur le bord libre de sa lèvre supérieure, se trouvait implantée une corne, ayant 3 cent. 1/2 de long sur 1 cent. 1/2 de large.

Rien de plus rare que le développement de ces productions cornées sur les muqueuses. On en a signalé sur la conjonctive et sur la langue. M. Villemin en a observé une qui se trouvait implantée

(1) *Chr. méd.*, 1905, 664.
(2) De La Bédollière, *Hist. de la vie privée des Français*.

sur le gland, mais il n'a trouvé nulle part de localisation labiale (1).

Curieux brevet.

A citer le brevet 299.232, ainsi décrit :

« Mme Leroux : Petit appareil qui a pour but, en enserrant bien les lèvres, de modifier d'une façon heureuse la bouche humaine trop grande et les lèvres trop minces, dénommé l'idéal modificateur Leroux. »

Si l'inventeur ne fait pas fortune, c'est qu'il aura bien de la malechance.

La mauvaise odeur de la bouche.

Parmi les affections auxquelles le *fellator* était exposé, il faut citer, en première ligne, la mauvaise odeur de la bouche, que les Romains mentionnent souvent.

Lorsque les médecins ne remarquaient pas de phénomènes locaux, des ulcères, etc., ils attribuaient ordinairement cette odeur à des dérangements de l'estomac : ici encore, les profanes étaient plus savants. La sympathie qui existe entre la bouche, les organes sexuels et l'anus en est une raison bien claire ; c'est pourquoi, nous remarquons aujourd'hui, si fréquemment, chez les filles de mauvaise vie, une odeur désagréable de la bouche, qu'elles tâchent de masquer en mâchant du

(1) *Courrier médical*, novembre 1906.

café brûlé ou d'autres substances, moyen qu'on
aura probablement suivi dans l'antiquité (1).

Personnes sans bouche.

FRASCATOR vint au monde sans bouche ; il n'avait
qu'une petite fente, c'est-à-dire que ses lèvres étaient
soudées. Un chirurgien les sépara avec un rasoir.

Un jour que sa mère se promenait dans un jardin, le tenant entre ses bras, elle fut foudroyée par
le tonnerre, sans que l'enfant fut même seulement
blessé.

La Langue est-elle indispensable ?

Peut-on vivre sans langue? Apparemment, si les
faits que nous relatons ont été bien constatés.

Le treize avril mil sept cent soixante-et-onze, il est
venu à l'Académie une fille *sans langue*, et qui parlait
très bien. Ce fait n'est pas unique. JUSSIEU a vu en Espagne un phénomène semblable ; c'est encore une fille.

PORTAL, qui cite cette observation dans ses cours
d'anatomie, dit qu'ayant légèrement comprimé avec
son pouce, et par surprise, la trachée-artère de la
fille qui fait l'objet de cette observation, elle ouvrit
la bouche, et on y distingua la portion postérieure
de la langue. Cette fille ne pouvait prononcer ni
la lettre t, ni d'autres lettres qu'on ne prononce que

(1) J. ROSEMBAUM, *Histoire de la Syphilis dans l'antiquité*,
178

par le moyen de la langue, et que l'on appelle pour cette raison *linguales*.

*
* *

Il est reconnu, d'ailleurs, que la parole peut se passer parfois de l'organe qui en est réputé l'instrument indispensable.

En 1763, on présenta à l'Académie de la Rochelle une fille qui avait perdu la langue après une affection gangréneuse, puis qui avait recouvré la parole.

Dans une thèse de chirurgie, soutenue à Strasbourg en 1766, se trouve l'observation d'une Bavaroise, dont la langue avait été sphacélée, et qui parvint, néanmoins, à parler après quelques années.

*
* *

Aglossostomographie, ou description d'une bouche sans langue. Laquelle parle et faict naturellement toutes ses autres fonctions (Saumur, Girard et Daniel de l'Erprinière, in-12) tel est le titre d'un volume dont l'auteur est un certain ROLAND.

Le sujet qui avait été privé de la langue à la suite de maladie, était un nommé Pierre DURAND, fils d'un laboureur du village de la Ranggière, paroisse de Saint-Georges, près Montaigu, dans le bas-Poitou.

Le docteur anglais HUXLEY prétend qu'une personne peut parler, même si elle n'a plus de langue, ou ne peut plus s'en servir. Des personnes ayant perdu leur langue à la suite d'un cancer, non seulement causent aussi bien qu'avant leur

infirmité, mais encore conservent le sens du goût :
deux ou trois lettres seulement sont mal prononcées, le d, le t, par exemple.

Du reste, l'histoire ne rapporte-t-elle pas que
soixante moines catholiques, auxquels, en 484, le
roi Hunueric avait fait couper la langue, recommencèrent peu après à prêcher? Le pape Léon III
subit, dit-on, la même mutilation : il n'en continua
pas moins à faire des sermons jusqu'à sa mort.

La fille aux deux Langues.

Les journaux d'Allemagne ont parlé d'une fille
qui vint au monde avec *deux langues* et qui, malgré
cela, fut privée de l'usage de la parole (1).

Cette difformité, extrèmement rare, a été cependant rencontrée, en ces derniers temps, un certain nombre de fois (2).

Ce qu'une femme peut faire avec sa Langue.

Rubinstein a rapporté le cas extraordinaire d'une
jeune fille de 14 ans, qui depuis sept ans était paralysée de tous ses membres. Cette jeune fille était
cependant parvenue à écrire et à coudre. Comment? Avec sa langue ! Elle était devenue même
habile dans les travaux de couture. Prenant le fil
dans sa bouche, elle y faisait un nœud avec sa lan-

(1) *Journal des Savants*, 15 janvier 1685.
(2) Voir *Medical Record*, 22 mars 1902, et *Courrier médical*,
passim ; cf. Salgues, *Erreurs et préjugés*, III, 121 et s.

gue. Elllle enfilait de la même façon son aiguille et taillait même des morceaux de linge, ou d'étoffe, pour habiller sa poupée. Pour coudre, elle appuyait ses bras sur la pièce d'étoffe, mais manœuvrait l'aiguille avec sa langue et les lèvres, et cousait même assez rapidement.

En trois semaines, elle réussit à broder des dessins avec de la soie, sur un canevas de plusieurs mètres de long (1).

*
* *

Le Dr Molinié a récemment présenté au Comité médical des Bouches-du-Rhône un malade doué d'une souplesse et d'une adresse linguale extraordinaires. Ce sujet peut insinuer la pointe de sa langue entre la paroi postérieure du voile et la paroi pharyngée, puis faire pénétrer toute la portion antérieure de cet organe dans son naso-pharynx. Dans ce mouvement, la langue se replie à la façon de la queue d'un scorpion. Une fois introduite dans le naso-pharynx, la pointe de la langue peut passer à volonté dans l'une ou l'autre des choanes, où on l'aperçoit par la rhinoscopie antérieure.

Le malade qui est atteint de catarrhe sec naso-pharyngien, écouvillonne ainsi son cavum et l'humecte aussi souvent qu'il en sent le besoin. A l'état de repos, la langue ne présente aucune anomalie et ne déborde pas les incisives. La langue tirée pa-

(1) *Journal d'accouchements de Liége*, 23 janvier 1910.

raît plus longue et plus étroite à sa pointe qu'une langue normale (1).

*
* *

Il y a quelques années, s'exhibait à Berlin un fakir indien, dont la mobilité de langue était vraiment surprenante. Cet homme était arrivé, après des années d'entraînement, à réaliser de véritables tours de force avec sa langue. Celle-ci était traversée par un crochet en forme d'S, au moyen duquel il soulevait des poids considérables.

Un photographie représente le fakir, soulevant un tonneau de bière avec sa langue.

*
* *

En Bretagne, il existe une coutume bizarre. Quand une personne a le malheur d'avoir des corps étrangers dans l'œil, elle prie une de ses connaissances de les extraire avec sa langue.

Bien que cette pratique ne soit peut-être pas d'une propreté excessive, elle est, paraît-il, très efficace ; le toucher doux de la langue n'excite pas douloureusement le globe de l'œil et ses mucosités agglutinent les poussières qui se promènent sur la conjonctive.

Fait curieux, cette méthode est systématiquement employée dans la médecine annamite.

(1) *Courrier médical.*

La Langue dans les proverbes.

On dit *tirer la langue* pour avoir soif, par analogie avec ce qui se passe chez le chien, qui ne transpire pas par la peau comme l'homme, mais par les muqueuses du poumon, de la bouche et de la langue (1).

Le symbolisme de la Langue.

Lorsque les Abipones de l'Amérique du Sud entreprennent quelque chose d'important, ou entrent dans la caste guerrière, dit M. Réville, ils se piquent la langue avec un stylet : cette effusion de quelques gouttes de sang a la signification d'un acte religieux (2).

Mutilation linguale.

Peut-on « couper », ou mieux « amputer » sa langue avec ses propres dents?

Les deux faits suivants sont empruntés à un petit volume, devenu rare, intitulé *L'Esprit de Guy Patin.*

Le premier a pour auteur le philosophe grec Anaxarque, celui-là même qui avait détourné Alexandre le Grand de la folle pensée qu'il avait de se faire appeler Dieu. Un jour que le philosophe « était à la table de ce roy, qui lui demandait ce qu'il disait du repas, il lui répondit qu'*il n'y aurait rien à souhaiter, si l'on avait servi la tête d'un cer-.*

---

(1) Brissaud, *Hist. des expressions populaires en médecine*, 42.
(2) *Histoire des croyances*, par Fernand Nicolay, t. I, 237.

tain grand seigneur : en même temps, il regardait
Nicocréon, tyran de Chypre, son ennemi. Ce dernier en fut tellement offensé, qu'après la mort
d'Alexandre, il le fit piler dans un mortier avec des
marteaux de fer. Le philosophe intrépide bravait la
cruauté du tyran, et comme Nicocréon le menaçait
de lui couper la langue : *je t'en empêcherai bien,*
efféminé jeune homme, répondit Anaxarque et, en
effet, l'ayant coupée avec ses dents et tournée quelque temps dans sa bouche, il la jeta contre le visage du tyran, qui en écuma de colère. »

*
* *

Le deuxième fait a eu pour héroïne une courtisane. Laissons encore parler l'auteur de l'*Esprit de*
Guy Patin (p. 421) :

Léone, courtisane d'Athènes, vivait en la soixante-
dixième olympiade ; elle sçut la conspiration d'Harmo-
dius et d'Aristogiton, de la famille d'Alcméon, opposée
à celle de Pisistrate. Cependant, elle aima mieux se
couper la langue avec les dents, que de découvrir les
coupables ; les Athéniens élevèrent en son honneur une
lionne sans langue.

Origine d'un Dicton.

Au savant professeur Le Double, de Tours, nous
devons cette contribution (1).

C'était jadis, et c'est encore un préjugé à peu près
général, que la section du *frein* ou *filet de la langue* ;

(1) Elle a été publiée originairement dans la *Chronique mé-*
dicale de 1900, 183-184.

autrement dit, le repli muqueux, étendu de la face inférieure de cet organe au plancher de la bouche, est indispensable pour assurer aux enfants une parole facile.

Au XVIIIe siècle, on disait couramment d'un grand parleur : « Il n'a pas de filet. »

Dans son épître IV, BOILEAU s'exprime en ces termes :

> Tout charme en un enfant, dont la langue sans fard,
> A peine du filet encor débarrassée,
> Sait d'un air innocent bégayer sa pensée.

M. SÉBILLOT affirme que l'usage de couper le frein ou *sublet* est très répandu dans les campagnes de la haute Bretagne.

M. MOISSET assure que, dans l'Yonne, c'est une opinion acceptée par tous, que le nouveau-né dont on aurait omis de couper le frein de la langue serait muet.

Dans le Poitou, on répond à un bavard : « Celui qui t'a coupé le *lignoux* n'a pas volé ses cinq sous. »

« Il faut remarquer avec soin, avance RIOLAN, que la nature n'a mis de frein qu'à la langue seulement et aux parties honteuses, parce qu'elle a voulu que sur toutes choses les hommes fussent modestes dans l'usage de ces organes. »

Le frein de la langue, il est à peine besoin de le dire, ne rend réellement la prononciation et la succion difficiles que lorsqu'il est très court ; alors, mais alors seulement, il est indiqué de le sectionner.

Il est question de cette petite opération dans la comédie (*La femme mute*) (1), composée par RABELAIS et jouée à Montpellier, en 1531 ou 1532, par lui et ses ca-

---

(1) Mute, du latin *mutus*. M. DUBOUCHET a retrouvé, dans le *Liber procuratoris* de la Faculté de Montpellier, ab anno 1530, l'indication de la somme payée à l'auteur: « Pro compositore moralitatis, stultice et comedie quatuor aureos valentes VIII libras Turonensium. »

marades, Antoine Saporta (1), Guy Bourgnier, Balthazar Noyer, Tolet (2), Jean Quentin (3), François Robinet (4) et Jean Perdrier (5).

Il s'agit d'un « bon mary qui avoit espousé une femme mute. Il vouloit qu'elle parlast. Elle parla par l'art du médecin et du chirurgien qui lui coapèrent (6) une encyliglotte (7) qu'elle avoit soubs la langue. La parole recouverte (8), elle parla tant et tant, que son mary retourna au médecin pour remède à la faire taire. Le médecin respondit en son art bien avoir remèdes propres (9) pour faire parler les femmes, n'en avoir pour les faire taire. Remère unique estre surdité du mary (10) contre cestuy (11) enterminable parlement (12) de femme. »

(1) Antoine Saporta, d'origine espagnole, a été professeur en médecine et chancelier de l'Université de Montpellier.

(2) Pierre Tolet a été médecin de l'hôpital de Lyon et a laissé divers ouvrages importants : un Traité de la goutte ; une traduction des Œuvres de Paul d'Egine, etc.

(3) Peut-être Jean Quindiani, qui a habité Venise en 1546, et qui a pris à partie Galien, dans un opuscule intitulé *Vid. II Speach*. Biblioth. med. imp. Francofurt, 1590.

(4) François Robinet a exercé la médecine à Ypres.

(5) Rabelais était le précepteur de Jean Perdrier à l'époque (1531 ou 1532) où cette pièce a été représentée (voy. *Hist. abrégée de la ville de Montpellier*, avec un abrégé de la vie de quelques hommes illustres tant en droit civil qu'en médecine de ladite ville qui s'y sont rendus recommandables, par M. Serre, 2e part., 24 et 25. Montpellier, MDCCXIX).

(6) Coupèrent.

(7) « Ancyloglotte ou Encyliglotte. Une maladie de la langue, sçavoir est un empeschement ou retraction d'icelle (de celle-ci) ; le fil ou filet des petits enfants : en Poitevin, le Digon. Voy. Paul Eginete, liv. VI, chap. XXIX).

(8) Recouvrée.

(9) Efficaces, souverains, du latin *proprius*.

(10) *Utinam aut his surdus, aut haec muta facta sit*, dit Davus, dans l'*Adrienne* de Térence.

(11) Cet.

(12) Bavardage (liv. III, chap. XXXIV).

On sait que c'est dans cette comédie de Maître François, que MOLIÈRE a puisé les éléments de son *Médecin malgré lui*. Elle a été mise en vers français par ALBERT MILLAUD, et représentée sur diverses scènes théâtrales, notamment sur la scène du grand théâtre de Tours, lors des dernières fêtes du centenaire de BALZAC. Dans la pièce de Millaud, le nom d'un des principaux personnages de la *Femme mute* est même orthographié *Mas de Cabre*, ce qui constitue une erreur philologique. Albert Millaud étant mort, la commission tourangelle des fêtes du centenaire de Balzac a dû, en dépit de mes observations, respecter cette erreur. Le linguiste habile qu'était RABELAIS a bien écrit Nazedecabre, *Naz de Cabre*, nez de chèvre en patois languedocien.

La Salive au point de vue physiologique.

« L'attention qui porte sur la sensibilité gustative, écrit Ch. FÉRÉ (1), s'accompagne d'une augmentation de sécrétion salivaire : *l'eau vient à la bouche* sous l'influence de représentations gustatives, à tel point qu'EBERLE pouvait, rien qu'en fixant son attention sur une saveur acide, se procurer assez de salive pour ses expériences. »

Cet effet de l'attention se reproduit aussi bien chez les animaux que sur l'homme : lorsque THÉNARD voulait obtenir de la salive pour ses analyses, il prenait un chien à jeûn depuis vingt-quatre heures, et le plaçait devant un gigot à la broche : l'animal bâillonné, et ne pouvant déglutir, laissait écouler une quantité énorme de salive. CLAUDE BERNARD a employé un stratagème analogue chez

---

(1) *La pathologie des émotions*, 122.

le cheval, et il provoquait un écoulement « aussi abondant et aussi continu que le jet d'un robinet ».

La Salive, boisson.

Dans plusieurs contrées de l'Amérique espagnole, la *chicha*, boisson nationale, a pour éléments des grains de maïs, d'abord grillés et écrasés grossièrement, puis réduits en pâte par la mastication des membres de la famille et des amis qui veulent bien concourir à ce travail domestique.

La pâte insalivée (comme disent les historiens de ce répugnant breuvage) est mélangée à une décoction de maïs, dans laquelle on la fait bouillir. On laisse ensuite le mélange en repos : une fermentation s'établit, et au bout de trois ou quatre jours, on se trouve en possession d'une liqueur fort agréable (?), ayant toutes les qualités enivrantes du meilleur vin (1).

L'Asialie.

Une observation assez curieuse est rapportée par le Dr DUBREUIL-CHAMBARDEL, de Tours (2) : il s'agit de la « suppression totale de la sécrétion salivaire, par atrophie progressive du système glandulaire ».

Cette *asialie*, ainsi présentée par un homme de 61 ans, sans antécédents pathologiques notables, a été complète au bout de deux ans. Elle a amené une sécheresse très grande de la cavité buccale et

(1) *Mosaïque*, 1874.
(2) *Province médicale*, 8 février 1908.

déterminé une gêne de la mastication. Elle s'accompagne d'une diminution très nette du sens du goût.

L'auteur a fait des recherches dans la littérature médicale, pour trouver quelques cas du même genre; il n'en a rencontré qu'un seul pouvant être rapproché du sien : c'est celui que récemment, dans *Policlinico*, a publié le Pr ZAGARI.

Les Vertus magiques de la Salive.

Après le signe de la croix, l'action de cracher trois fois de suite est la démonstration préservatrice la plus fréquemment usitée. Les Romains, dans beaucoup de *pansements* magiques, agissaient de même, et Pline explique cet usage de la manière suivante :

Lorsque nous prions les dieux de nous pardonner un espoir trop ambitieux, nous crachons dans notre sein ; c'est la même raison qui nous porte à *cracher trois fois* pour éloigner le mal, lorsque nous voulons activer l'effet d'un remède quelconque ; nous crachons ainsi autant pour repousser la contagion que pour détruire les enchantements. (1)

C'était dans ce dernier but que les Carthaginois,

(1) Un remède qui préservait des sortilèges, *amuleta*, consistait à cracher dans son urine aussitôt après l'avoir rendue; à cracher dans la chaussure du pied droit avant de la mettre; à cracher en traversant un endroit où l'on a couru quelque danger. Si, après avoir frappé quelqu'un, on se repentait, il fallait cracher dans la main avec laquelle on avait blessé son adversaire, et la douleur de celui-ci disparaissait aussitôt. On aggravait la blessure en se crachant dans la main avant de frapper (SAINT-OLIVE, *Variétés littéraires*, 80).

qui professaient la religion chananéenne, crachaient trois fois sur une amulette, non seulement pour en annuler l'heureux effet, mais pour attirer la mort sur celui qui la portait.

Enfin, toutes les fois qu'un *panseux de secret* est obligé, dans ses conjurations, de prononcer le nom de l'esprit malin, il n'oublie jamais non plus de cracher trois fois par terre. Les Péruviens avaient la même habitude, lorsqu'il prononçaient le nom de *Cupaï*, leur diable.

Chez les Russes, au moment où l'on baptise un enfant, le parrain et la marraine sont dans l'usage de cracher aussi trois fois : ce qui indique, dit M. Léouzon-Leduc, que le nouveau chrétien renonce à Satan, à ses pompes et à ses œuvres (1).

Beaucoup de nos villageois font à leurs enfants la défense de cracher dans le foyer, « crainte de pulmonie », disent-ils. C'est ainsi que les Slaves croiraient commettre un péché, s'ils crachaient dans le feu (M. Chodzko, *Contes des paysans et des pâtres slaves*, 377) ; c'est ainsi que, chez les anciens Perses, nul ne se serait permis de souffler le feu sacré avec sa bouche (2).

La salive entrait jadis dans la composition des charmes qui prévenaient ce qu'on appela plus tard

(1) *Croyances et légendes du Centre de la France*, par Laisnel de la Salle, t. I, 304-305.
(2) *Id.*, ibid., t. I, 6.

le *nouement de l'aiguillette*. Dans le *Satyricon*, de PÉTRONE (ch. CXXVIII), la vieille sorcière à laquelle EUCOLPE s'adresse, pour recouvrer la puissance qu'il a perdue, lui attache au cou un réseau formé de fils de différentes couleurs, pétrit de la poussière avec sa salive, prend ce mélange avec le doigt du milieu et lui en signe le front ; elle lui ordonne ensuite de cracher trois fois.

En ce temps-là, cracher constituait un préservatif contre le malheur, le mauvais œil, etc. La femme crachait sur son nourrisson pour le préserver. On crachait sur le soulier du pied droit avant de le chausser, etc.

Afin de préserver des maléfices, dans la Grèce antique, les vieilles femmes léchaient le front des enfants. Chez les anciens Romains, on passait sur le front et les lèvres le médius humecté de salive.

Ces croyances persistent encore en bien des pays. En Angleterre, le pêcheur à la ligne crache sur son ver, après l'avoir attaché à l'hameçon.

Dans le comté de Kent, quand un malade va mieux, on dit qu'il a craché dans ses mains.

Les paysans des parties reculées de l'Irlande crachent sur le nouveau-né, enfant ou animal, qu'ils voient pour la première fois ; la sage-femme crache sur l'enfant qui vient au monde.

Dans la partie orientale de Cork, on crache par terre devant une personne qui a du malheur.

*
* *

En Allemagne, on observe des pratiques analogues: le crachat protège contre la sorcellerie. A Berlin, on crache derrière la personne qui vient de sortir.

Dans la Prusse orientale, après une frayeur, on crache trois fois. En Silésie et en Bohème, on fait de même, si l'on rencontre une vieille femme.

Dans l'Oldenbourg, on crache trois fois dans le pétrin.

En Silésie, on crache à la figure des gens ; en Hongrie, à celle des enfants.

En Portugal, quand on a un pied engourdi, si l'on veut qu'il revienne à son état naturel, il faut l'oindre de salive, en y faisant une croix avec le doigt et récitant une conjuration (C. PEDROSO, *Supersticoes*). La même superstition a été relevée en Espagne.

Dans le nord-est de l'Ecosse, pour guérir l'impétigo, il faut faire passer un shelling neuf trois fois autour de la crémaillère, cracher fortement dessus et frotter avec la partie malade (1).

Les populations contemporaines peu avancées en évolution ont encore une confiance plus grande dans le crachat. RAFFENEL dit qu'un remède infaillible, selon les nègres du Sénégal, consiste à cracher dans la bouche du malade.

En Afrique, on trouve le dégoûtant usage de cracher sur la personne envers qui on est bien disposé. SCHWEINFURTH, parlant des Dyoor, dit :

Dans ces derniers temps, il ont perdu quelques-uns de leurs anciens usages ; par exemple, l'habitude de cracher les uns sur les autres, qui était la seule façon de

(1) W. GREGOR, *Folk-Lore of N.-E. of Scotland.*

saluer, est tombée en désuétude. Durant tout mon séjour en Afrique, je n'en fus témoin que trois fois, et dans les trois cas, le crachement dénotait la plus grande bienveillance : c'était un gage d'attachement, un témoignage de fidélité ; c'est, selon leur manière de voir, le seul moyen de donner de la solennité à un pacte d'amitié.

James Thomson dit, de son côté, que, « chez les Massaï, le crachement exprime la plus grande bienveillance, le dévouement le plus sincère. Il tient lieu de compliment, et il vaut mieux cracher sur une demoiselle que de l'embrasser. On crache en s'accostant, on crache en se quittant. C'est de la même manière qu'on conclut un marché. »

*
* *

Du Chaillu rencontra une coutume assez semblable à la précédente sous certains rapports. En quittant Olenda, « il prit une canne à sucre, mordit un fragment de moelle et cracha un peu de ce jus dans la main de chacune des deux parties ; en même temps, il souffla dessus et dit solennellement : « Ayez bonne chance, et que votre destin soit aussi doux que l'air que je souffle sur vos mains. » Puis Minsho reçut la canne. Et plus loin : « Les Quengueza, les Ranpano et mes hommes s'assemblèrent devant le vieux roi, qui nous souhaita gravement bonne chance ; il prit mes deux mains et souffla sur elles, suivant la coutume du pays, en disant : « Pars en bonne santé et reviens sain et sauf » (1).

(1) *Revue Scientifique*, 1890.

Au Gabon, pour chasser le mauvais esprit, on fait une aspersion avec une sorte d'eau, puis on crache à droite et à gauche du patient, en exprimant le vœu que le mauvais esprit soit chassé. La cérémonie finie, le malade crache à son tour, en marmottant une formule d'exorcisme (1).

A la Nouvelle-Calédonie, le sorcier qui admoneste le malade saisi de frénésie, lui crache, pour le guérir, brusquement dans l'oreille ou dans l'œil des herbes mâchées (2).

D'après FERNEL, cité par THIERS, « pour guérir la toux, il faut cracher dans la gueule d'une grenouille de buisson et la laisser incontinent après toute vive. »

*
* *

En Suède, il arrive souvent de voir des gens qui, allant visiter un malade, crachent trois fois près du seuil de la porte (3).

En Corse, si on loue un enfant sans lui cracher en même temps à la figure, il est fasciné ; de même en Sardaigne.

En Calabre, pour se préserver du mauvais œil, la femme entr'ouvre sa chemisette, crache sur ses mamelles et dit : « Ppou ».

A Naples, les nourrices crachent sur l'étranger qui entre dans la chambre où est endormi un enfant.

En Sicile, la mère crache sur son enfant, s'il a été regardé par quelque personne douteuse.

(1) *Tour du Monde*, t. XII, 294.
(2) ROCHAS, *La Nouvelle-Calédonie*.
(3) PITRÉ, *La Jettatura*, ap. *Acta comparationis*, vol. XI.

En Danemark, quand un joueur perd aux cartes, il crache sur son siège et dit : « Qu'un chien soit enterré ici ! »

On crache dans l'eau avec laquelle on se lave, si elle a déjà été utilisée par un autre.

*
* *

L'antique croyance au pouvoir de la salive a traversé les âges : on la retrouve en Bretagne. RENAN, qui raconte dans ses *Souvenirs d'enfance*, l'histoire d'un vieux gentilhomme ruiné, devenu broyeur de chanvre, dit que l'on croyait que, comme chef, il était dépositaire de la force de son sang, qu'il possédait éminemment les dons de sa race, et qu'il pouvait, avec sa salive et ses attouchements, la relever quand elle était affaiblie... Sa maison était entourée, à certains jours, de gens venus de 20 lieues à la ronde. Quand un enfant marchait tardivement, avait les jambes faibles, on le lui apportait. Il trempait son doigt dans sa salive, et traçait des onctions sur les reins de l'enfant, que cela fortifiait.

En Haute-Bretagne, ceux qui pansent les dartres mettent dans le creux de leur main de la cendre de tabac, et crachent dessus, étant à jeun ; puis, avec leur doigt, ils font une onction tout autour de la dartre en disant :

> *Dartres, dartres, vous vous en irez,*
> *Comme il est vrai que je vous dis la vérité.*

Cette opération doit être répétée trois fois de suite, l'opérateur étant à jeun.

D'autres, qui ont aussi le pouvoir de guérir les dartres, mettent du sel dans leur bouche et l'étendent sur l'endroit malade.

*
* *

Pour panser le ver (c'est une sorte de furoncle), il faut n'avoir jamais connu son père, et faire avec sa salive une croix sur le milieu du bouton.

On guérit la goutte, en crachant dans sa main et en frottant bien l'endroit malade. Si on a des engelures, il faut cracher sur ses doigts et ne pas les essuyer.

Salpé prétend qu'on dissipe l'engourdissement d'un membre quelconque, en crachant dans son sein, ou en touchant avec de la salive la paupière supérieure.

Les fourmillements dans le jarret disparaissent, si on crache dans sa main et qu'on se frotte le mollet avec la main imbibée de salive (*Haute-Bretagne*).

Les propriétés thérapeutiques de la Salive.

Dans l'antiquité, écrit P. Sébillot, auquel sont empruntés la plupart des détails qui précèdent, on croyait à l'efficacité médicinale de la salive ; on pensait qu'elle avait par elle-même une vertu, que son possesseur possédait un certain pouvoir, ou qu'elle aidait aux conjurations qui devaient chasser la maladie.

L'Evangile selon Saint Marc (1) raconte que Jésus se servit de sa salive, pour guérir un homme sourd et muet. Il le prit à part, lui mit les doigts dans les oreilles, cracha sur sa langue, regarda le ciel en soupirant, et le sourd-muet fut guéri.

*
**

La salive d'une femme à jeun, bonne contre les fluxions, passe pour bonne aussi aux yeux pleins de sang, cas auquel il faut mouiller de temps en temps les coins des yeux enflammés ; pratique encore plus efficace si la femme s'est abstenue, la veille, d'aliments et de vin :

Ne refusez donc pas, dit Pline (2), de croire qu'on guérit les lichens et les lèpres, en les frottant tous les jours avec de la salive à jeun ; qu'on guérit l'ophtalmie, en y faisant pareille onction le matin ; les carcinomes, en pétrissant avec de la salive la plante appelée le mal de la terre ; le torticolis, en portant de la salive à jeun, de la main droite au jarret droit, de la main gauche au jarret gauche ; qu'enfin, si quelque animalcule est entré dans l'oreille, il suffit de cracher dans cette partie pour l'en faire sortir

(1) « Etant venu à Betsaïde, dit Saint Marc, on lui présenta un aveugle, qu'on le pria de toucher. Alors Jésus prit l'aveugle par la main, et l'ayant mené hors du bourg, il lui mit de la salive sur les yeux, et lui ayant imposé les mains, il lui demande s'il voyait quelque chose. Et l'homme ayant regardé, dit : « Je vois marcher des hommes qui me paraissent comme des arbres. » Jésus lui mit encore les mains sur les yeux, et lui dit de regarder, et il fut guéri, et il les voyait tous distinctement. »

(2) Pline, l. XXVIII, ch. XXII.

Chez les Romains, la salive à jeun était regardée comme un remède qui guérissait les cicatrices provenant de blessures dans les yeux de chevaux ; on la broyait dans la bouche avec du sel, et ensuite on la crachait dans l'œil de l'animal. (*Veget. de arte veter.*, II, 22.)

*
* *

D'après Cratès, de Pergame, il y avait dans l'Hellespont une espèce d'hommes appelés *ophiogènes*, qui possédaient le don de guérir par le toucher les morsures des serpents et de faire sortir tout le venin du corps, en y appliquant seulement la main. Et Varron rapporte que, de son temps, il restait encore dans ce pays quelques-uns de ces « ophiogènes », dont la salive était un remède contre la morsure des serpents.

Il existe en Espagne — ou du moins il existait au commencement de notre siècle, — des *saladadores, santiguadores,* ou *ensalmadores* qui, à l'exemple des *ophiogènes* de l'Hellespont, avaient la vertu ou la prétention de guérir toutes les maladies avec leur salive.

*
* *

Dans le Berry, il est recommandé, pour guérir les tumeurs, de faire frotter le côté droit du malade par trois personnes de nations différentes, avec un onguent composé d'axonge et de reine des prés (*spiræa ulmaria*), que l'on aura pilée sans employer le fer. Il est recommandé au malade de cracher trois fois à sa droite pendant la friction.

Autre remède pour le même mal : une jeune fille, nue, à jeun, ainsi que le malade, touche la partie affligée avec le dos de la main, en disant : « Apollon s'oppose à l'invasion du mal qu'une vierge nue a conjuré. » Puis, la jeune fille retourne sa main et répète trois fois les mêmes paroles, en crachant à chaque fois, ainsi que le patient (1).

*
* *

Pour faire disparaître les taches de naissance de son enfant, l'accouchée doit les lécher le matin, à jeun, et ce pendant les neuf premiers jours qui suivent la naissance (coutume générale dans la Belgique flamande).

Pour faire disparaître les poireaux (verrues), les frotter neuf jours durant, chaque matin, à jeun, avec sa salive.

Dans certaine commune, en particulier, on doit, de plus, après avoir mouillé les poireaux avec de la salive, les mettre en contact avec la main d'une autre personne, jetant en même temps un fétu de paille dans l'eau : la paille étant pourrie, les poireaux seront transplantés sur cette personne.

*
* *

Lécher les éruptions de la peau pour les guérir est un moyen souvent employé. On lèche de même les enflures produites par les morsures des insectes, et les brûlures peu sérieuses.

Pour faire disparaître une tumeur, on la frotte

(1) *Croyances et Légendes du centre de la France*, par LAIS-NEL DE LA SALLE, t. I, 334.

neuf jours de suite, avec de la salive, le matin à jeun (Usité aux environs de Bruxelles).

Pour faire cesser la démangeaison causée par les éruptions de la peau, on y met de la salive.

Le danger de la Salive.

Si la salive guérit, elle peut aussi rendre malade. En Poitou et en Bretagne, on assure que *cracher dans le feu rend poitrinaire*.

** **

On a cru, pendant longtemps, qu'on pouvait, en crachant, tuer les reptiles ou les faire fuir. Tous les hommes possèdent un venin redouté des serpents ; on prétend que ces reptiles touchés par la salive, fuient comme si c'était de l'eau bouillante, et que si elle pénètre dans la gueule, ils meurent, surtout si l'homme qui crache est à jeun (1).

** **

ARISTOTE, NICANDER, GALIEN, PLINE, PAUL D'EGINE, SÉRAPION, divers médecins du moyen âge, et

(1) Un contemporain de RABELAIS, J. GRÉVIN, auteur d'un livre sur les venins, affirme la croyance courante : « La salive humaine, dit-il, principalement celle qui est prise à jeun, estant cheute sur les serpens, les faict fuir ne plus ne moins que s'ils avoyent esté touchés avec de l'eau bouillante. » Un autre en parle ainsi *de visu* : « J'ay veu mourir soudainement scorpion quand un homme affamé ou altéré crachoit dessus. Bien est vray qu'ils ne meurent si tost de la salive de ceux qui ont complètement beu et mangé : mais toutefois, ils en meurent tousjours, soit tost ou tard. » DU PINET, *Commentaires*.

même du siècle dernier, ont écrit maintes lignes, pour soutenir que la salive de l'homme à jeun est un poison mortel pour les animaux venimeux. En voici quelques-unes :

> Est uti serpentes hominis contacta salivis
> Disperit ac sese mandato conficit ipsa.

> Crachez sur un serpent, sa force l'abandonne ;
> Il se mange lui-même, il se dévore, il meurt.
>
> (LUCRÈCE, trad. de VOLTAIRE.)

La salive fait mourir les scolopendres marines, ainsi que les rubites et les grenouilles. (PLINE, I, VII, ch. II, trad. de du PINET).

*
* *

> *Salive d'homme,*
> *Tout serpent domme.*
>
> (LEROUX DE LINCY.)

La croyance de la toxicité de la salive humaine a été rajeunie en 1887 par le docteur BIONDI. Ce savant a recherché les micro-organismes pathogènes du liquide salivaire, et il en a trouvé cinq, qui sont : 1° le *bacillus salivarius* ; 2° le *coccus salivarius septicus* ; 3° le *micrococcus tetragenus* ; 4° le *streptococcus septopyoemicus* ; 5° le *staphyloccus salivarius pyogenes*.

Le *Progrès médical*, rendant compte de ces belles trouvailles, disait : « Le bacille salivaire septique a été plus particulièrement l'objet des études de l'auteur ; on le trouve plus fréquemment que les autres (20 % des cas) ; il est surtout abondant le matin où la salive est légèrement acide et plus toxique. »

Vers la même époque, le Dr STERNBERG braqua son microscope sur la salive humaine et y découvrit un micro-organisme pathogène, qu'il nomma *micrococcus Pasteuri*.

*
* *

Les Propriétés septiques de la Salive.

Depuis de nombreux siècles, les Chinois, devançant les simulateurs de nos pénitenciers, avaient reconnu les propriétés septiques de la salive et s'en étaient servi non point pour produire de simples phlegmons, mais pour déterminer des infections mortelles.

Le *Sit-Yuen* (médecine légale) relate des cas de mort chez des individus qui s'étaient, intentionnellement, mordu et profondément déchiré les extrémités des doigts : d'où inflammation, fièvre, abcès, douleur, gonflement de l'avant-bras, hecticité et mort (1).

Singulier usage de la Salive.

Un curieux trait de mœurs : pour tanner les peaux de phoques et de morses, afin d'en faire des souliers, des casaques, des gants, etc., les femmes et les jeunes filles se réunissent en chambrées et font subir à ces peaux la macération de leur salive,

(1) J.-J. MATIGNON, *Superstition, Crime et misère en Chine*, 144-145.

en les prenant contre les dents. C'est, comme ailleurs,
les chambrées de fileuses ; les Esquimaux emploient
ainsi « leurs soirées du beau sexe » (1).

L'utilité de la Luette.

A la luette, dont l'utilité est très problématique
pour le physiologiste, mais non pour le paysan,
l'imagination populaire attribue un grand rôle. Il
y a des bonnes femmes qui « remettent la luette ».
C'est même là un usage presque universel, puisque les négresses des Antilles n'y sont pas moins
expertes que les matrones en France (2).

*
* *

Le D* Tholozan a communiqué jadis à l'Académie de médecine une note sur l'excision de la luette
par les barbiers persans.

M. Tholozan affirme que, dans les districts de
Semnan et de Firouz-Kouh, situé à cinq jour-
nées de marche à l'est de Téhéran, l'excision de
la luette est pratiquée par les barbiers persans chez
presque tous les enfants, comme moyen prophy-
lactique des inflammations de la gorge. M. Tholozan fait remarquer avec raison qu'il n'est pas
sans intérêt de voir que cette pratique n'existe dans
aucune autre localité de la Perse, et qu'elle reste
cantonnée dans les deux petites villes citées plus
haut et dans les villages qui les environnent, où

(1) *Bull. Soc. Géog.*, 1881.
(2) Brissaud, *Hist. des expressions populaires*, etc., 46.

les maladies inflammatoires et catarrhales de la gorge sont assez fréquentes.

A quoi servent les Amygdales ?

Récemment, le professeur MACKENSIE racontait l'amusante histoire qui suit.

Il y a plusieurs années, A. FLINT, étant juge dans un examen de physiologie, demanda à l'un des candidats quelle était la fonction de la rate : « C'est, répondit l'élève, de s'hypertrophier dans le paludisme. — A merveille, et quelle est la fonction des amygdales ? — C'est de grossir et de suppurer dans les angines. — Vous avez fort bien répondu, conclut le maître, et vous en savez là-dessus tout autant que moi. »

C'était l'époque où un savant américain déclarait que, s'il tentait jamais de fabriquer un homme artificiellement, il se dispenserait volontiers de lui mettre les amygdales. Aujourd'hui, ajoute MACKENSIE, nous ne saurions plus raisonner de la sorte. Nous avons l'impression que ces organes exercent une fonction utile et que leur ablation inconsidérée n'est pas sans danger, non seulement pour l'individu, mais aussi peut-être pour ses descendants. Nous estimons donc que les amygdales servent à quelque chose... seulement, nous serions bien embarrassés s'il nous fallait dire à quoi.

*
* *

L'amygdale est-elle un organe utile, le professeur NOLF, de Liége, a essayé de répondre à cette question, sans que sa réponse puisse être considérée comme décisive. Selon ce maître, l'amygdale a pour seule fonction d'être un centre de cellules lymphatiques.

En pathologie, on a accusé l'amygdale des pires méfaits, et de fait elle constitue un *locus minoris resistentiæ* ; elle est le point de l'épithélium buccal qui s'infecte le plus souvent et ce qui rend cette facilité d'infection plus fâcheuse, c'est la tendance à la généralisation.

Elle joue ce rôle dans la scarlatine, tant par l'agent causal inconnu que par le streptocoque qui cause les complications. Une angine aiguë peut se rencontrer à l'origine d'une endocardite, d'une néphrite, d'un purpura, d'une septicémie grave, etc. Dans toutes ces affections, la gravité de l'infection générale n'est nullement en rapport avec l'importance de la première localisation.

Cette grande fréquence de l'infection de l'appareil amygdalien est un fait bien connu, indéniable, et qu'on a opposé à la thèse de ceux qui font des amygdales des appareils de défense contre les microbes, quoique l'on puisse fort bien comprendre, si l'on se reporte à la pathologie générale, que l'amygdale, organe de défense, puisse s'infecter pour son propre compte. L'amygdale devient, comme dit le Pr NOLF, un piège à microbes, plus particulièrement dressé contre ceux qui, fréquentant les milieux buccal et nasal, pourraient infecter les voies respiratoires inférieures.

Cantatrice sans amygdales.

La duchesse d'ABRANTÈS, dans le dernier livre qu'elle ait écrit (voir le *Portugal il y a cent ans*, dans la collection d'Albert SAVINE, 128) sur Angelica CATALANI (1779-1849), qui avait une voix merveilleuse, raconte le fait suivant :

« Elle avait un mal de gorge assez fort et malgré son mal de gorge, elle pouvait chanter : elle n'était qu'enrouée et pas empêchée.

« Le médecin qui l'examina et qui était le docteur PIQUANZO, médecin de la famille royale de Bragance, regarda son gosier et vit avec admiration qu'*elle n'avait pas d'amygdales.*

« Cette chose singulière, mais cependant pas unique, fit impression sur cet homme. Il en parla à toute la ville et entre autres chez moi où il venait pour me soigner. »

La nature fait quelquefois de ces jeux, conclut la duchesse d'Abrantès.

Les Perversions du Goût. A — Les Géophages.

On désigne sous le nom de *géophagie* l'habitude de manger de la terre. Cette maladie est endémique dans toute l'Amérique tropicale. La population métis est celle qui se livre le plus à cette funeste manie ; on compte moins de victimes parmi les tribus complètement sauvages, et dans les classes élevées.

Les peuplades du Haut-Orénoque et du Rio-Negro estiment la terre à l'égal d'un mets savoureux.

D'après l'explorateur CREVAUX, tous les Roucouyennes de l'Amérique du Sud sont géophages.

On trouve dans chaque maison, rapporte le Dr CREVAUX dans ses récits de voyage, sur le boucan où l'on fume la viande, des boules d'argile, qui se dessèchent à la fumée et qu'on mange en poudre. Dans la journée, à une heure toujours éloignée du repas, ils prennent une de ces boules, enlèvent la couche qui est noircie par la fumée, et râclent l'intérieur avec un couteau. Ils obtiennent une poudre impalpable, dont ils avalent cinq ou six grammes en deux prises.

Au reste, les sauvages ont, dans beaucoup d'endroits, l'habitude de faire des galettes avec la terre et de les faire cuire ; les raffinés vont jusqu'à les faire frire dans une huile du pays ; et il paraît, à les entendre, que cette mixture est tout simplement délicieuse. Nous préférons les croire sur parole qu'aller y goûter.

*
* *

C'est à Java, plus particulièrement, qu'on use de cette préparation. Dans une lettre adressée à de HUMBOLDT, LESCHENAULT DE LA TOUR parle d'un singulier aliment employé dans cette île. C'est de la terre argileuse, soigneusement purgée de tout corps étranger, que les Javanais réduisent en pâte avec de l'eau.

On l'étend, écrit-il, en lames minces ; on la fait torréfier sur une plaque de tôle, après l'avoir roulée en petits cornets, ayant à peu près la forme de l'écorce de cannelle du commerce. En cet état, elle prend le nom d'*ampo* et se vend dans les marchés publics. L'*ampo* a un goût brûlé très fade, que lui a donné la torréfaction. Il est très absorbant, happe à la langue et la dessèche.

Il n'y a guère que les femmes qui mangent l'*ampo*, surtout dans le temps de leur grossesse, ou lorsqu'elles sont atteintes du mal qu'on nomme en Europe l'appétit déréglé.

Plusieurs mangent aussi l'*ampo* pour se faire maigrir, parce que la maigreur est une beauté pour les Javanaises, et le désir de rester plus longtemps belles leur ferme les yeux sur les suites pernicieuses de cet usage qui, par l'habitude, devient un besoin, dont il est très difficile de se sevrer. Elles perdent l'appétit et ne prennent plus qu'avec dégoût une petite quantité de nourriture.

Disons, à cette occasion, que les Javanais ne se contentent pas de rouler la terre comestible en petits cornets, mais qu'ils en font encore de grossières figurines. A l'Exposition d'Amsterdam, en 1883, un pharmacien des Indes hollandaises avait envoyé plusieurs de ces bizarres jouets. L'un figurait une femme vêtue d'une robe à grands ramages, et tenant un enfant sur ses genoux ; un autre représentait une bayadère, la tête ornée de panaches, montés sur des tiges flexibles. Ailleurs, c'était un enfant à califourchon sur un chien ; ou encore, des imitations de fruits ; enfin, toutes sortes d'images révélant l'esprit inventif du modeleur.

Ces figurines, généralement creuses, servent, dans ces pays, de jouets aux enfants, ou parfois de tirelires ; ce qui n'empêche que les femmes et les babys javanais les mangent, comme on mange chez nous des bonbons ou des sucreries.

*
* *

Ces faits trouvent-ils leur explication autrement que dans une perversion du goût? A dire vrai, la terre comestible est, dans la plupart des régions où on la consomme, une sorte d'aliment. Il y a longtemps que VAUQUELIN a reconnu que la plupart des argiles, les argiles rouges principalement, contiennent une notable quantité de sels de fer, auxquels elles doivent leur coloration. En outre, on ne doit pas oublier que ce que l'on appelait autrefois le bol d'Arménie est une espèce d'argile, et que, tout récemment encore, un médecin d'Odessa, HELLMANN, conseillait de revenir à cette médication de nos pères, qui, d'après lui, serait des plus efficaces dans la cure du rhumatisme, des névroses, etc.

*
* *

La *géophagie* est-elle une affection morbide déterminée? N'est-elle pas plutôt un symptôme de ce que les nosologistes ont désigné sous le nom de *pica ou de malacia* ? Il devient nécessaire de définir, dès l'abord, ces deux termes.

Dans la *malacia*, l'appétit porte sur des substances qui ne sont pas employées à titre d'aliments, mais qui renferment toutefois quelques principes nutritifs. Le *pica* est, au contraire, une aberration du goût, qui porte à rechercher des matières impropres à toute alimentation,

Les géophages seraient, d'après ces données, atteints plutôt de la première maladie. On a, en effet, remarqué que les terres dont ils se nourrissent contiennent, pour la plupart, quelques éléments fortifiants. Ainsi, les nègres des Antilles avalent surtout une terre provenant de la décomposition des laves porphyroïdes, rejetées par les anciens volcans des îles Antilles, et qui sont constituées par de l'argile, de la silice, de la magnésie, et aussi par de l'oxyde de fer. On sait, d'ailleurs, que, dans les anciennes pharmacopées, figurent bon nombre de terres sigillées ou bolaires, tels que la terre de Lemnos, le bol d'Arménie, qui ne sont autre chose que des argiles ferrugineuses. Si l'on remarque, d'autre part, que les géophages sont des chlorotiques, ou des malades atteints d'affections gastriques débilitantes, ne pourrait-on voir dans cette inclination bizarre une indication de la nature, « analogue, par exemple, à celle qui pousse les bestiaux à lécher les pierres salines, pour aiguiser leur appétit, quand ils ont pâturé dans des terrains trop humides? » (VIREY.)

*
* *

N'omettons pas de dire que cette aberration du goût se rencontre encore chez quelques femmes en état de grossesse, chez les hystériques : parfois aussi, chez certains enfants délicats ou nerveux, ou des jeunes filles à l'époque de la puberté.

Les dépravations du goût chez les femmes enceintes seraient dues, d'après AUVARD, à un vice de fonctionnement cérébral produit par la grossesse.

6

Pour ce qui est des hystériques, on peut également penser à une nutrition imparfaite du cerveau. « Si les hystériques ont l'esprit fantasque et une imagination bizarre et souvent pervertie, ne serait-ce pas parce que l'élément nerveux n'élabore et ne peut élaborer aucune pensée juste dans cet organisme qui ne lui fournit aucune substance? » LEMPEREUR, *Essai sur la nutrition dans l'hystérie*, 1876.

Quoi qu'il en soit de ces théories, les individus qui se livrent à ces pratiques dépérissent rapidement. Ils succombent le plus souvent à une gastro-entérite, à la dysenterie, ou à l'anémie pernicieuse.

Quand c'est un simple caprice d'imagination, qui pousse les femmes grosses à réclamer de la terre pour nourriture, il est prudent de ne point les contrarier, sous la réserve, toutefois, que leurs exigences ne dépassent pas les limites qui séparent la raison de la folie (1).

B — *Les Anthophages.*

Des botanistes anglais ont fondé une ligue dont les adhérents s'engagent à ne manger que des fleurs. Les *anthophages* donnent de sérieuses raisons pour nous convaincre de l'excellence de leur régime. La meilleure peut-être est qu'on use, depuis longtemps, de fleurs comme aliments, presque, pourrait-on dire, sans s'en douter.

La confiserie utilise couramment les pétales de

(1) Cf. notre article du *Petit Parisien*, du 29 juillet 1911.

violettes et de fleurs d'oranger. Une salade ornée
de capucines n'est pas un plat à dédaigner ; non
plus que les beignets que les bonnes ménagères
confectionnent avec la fleur du robinier, c'est-à-
dire l'acacia. L'artichaut, le chou-fleur sont de consommation usuelle. Le chapeau, qui est la partie
la plus appréciée du champignon, est la fleur de ce
cryptogame.

La figue est-elle autre chose que le réceptacle
charnu des fleurs du figuier ? De même que les câ-
pres sont les boutons non épanouis du *capparis
spinosa*, plante qui croît dans les régions méditer-
ranéennes.

Le clou de girofle, que nous ne mangeons pas,
mais qui sert de condiment, sinon d'aliment, est-il
autre chose qu'un bouton floral? Et la salade de
chrysanthèmes, si en honneur dans l'Extrême-
Orient, n'est-elle pas une salade de fleurs? Il y a,
nous direz-vous, encore, les fleurs..... de rhétorique ; ce sont à peu près les seules dont nous ne
vous conseillerions pas de vous nourrir.

C — *Les Anthropophages.*

On sait qu'il existe de nombreuses peuplades qui
se repaissent de chair humaine. Le cannibalisme
est surtout répandu dans les contrées où la faune
est rare, où les mammifères comestibles manquent.

Dans les îles du Pacifique, ce sont les Australiens
affamés qui tuent les femmes pour les manger, ou
déterrent les cadavres récemment inhumés.

Il faut aller en Nouvelle-Guinée, chez les Zou-
lous et les Cafres, pour voir pratiquer le canniba-

lisme par gourmandise. Dans ces contrées, plusieurs tribus préfèrent le gibier humain à tout autre.

Chez les Louloungou, en Afrique, on fait baigner la victime avant de la tuer. La crainte de la contagion des maladies de la peau est sans doute la cause de cette propreté inattendue.

WARD a vu, dans l'Afrique centrale, des corps mis à macérer dans l'eau courante, avant d'être livrés à la consommation.

Le gibier humain se mange tantôt frais, tantôt rassis, parfois faisandé, voire même pourri ! Vers 1835, les gens de Nouka-Hiva assommèrent un déserteur américain, coupable d'avoir volé les patates d'un chef puissant. Sur le moment, les cannibales se contentèrent de manger l'œil droit de leur victime et ils l'enterrèrent ; deux jours après, pris de remords ou de fringale, ils le déterrèrent et le dévorèrent en entier.

COOK, DILLON et beaucoup d'autres ont vu des conserves de chair humaine fumée, salée ou boucanée.

Elle est un objet d'échange, elle peut servir même de gages pour rémunérer des services, ainsi qu'on le voit chez les Niam-Niam, les Bangales et d'autres peuplades où il existe de véritables boucheries de viande d'homme (1).

*
* *

Ceux qui se sont livrés à des recherches sur l'anthropophagie ont fait remarquer que c'était sur-

(1) Cf. *Presse médicale*, 30 sept. 1911.

tout chez les populations noires qu'on la pratiquait. C'est la vérité, mais ce serait une erreur de croire que les races mongoliques et blanches n'aient pas commis de pareils crimes.

En Egypte, en Algérie, certains faits de cannibalisme ont été relatés. S'il faut en croire quelques historiens, dans l'Europe même, en des siècles heureusement reculés, la chasse à l'homme fut, à plusieurs reprises, organisée en temps de famine.

Dans la plupart des sièges fameux par leur durée, des parents ont mangé leurs enfants. Au siège de Jérusalem, à celui de Rome par ALARIC, à ceux de Paris, de Sancerre, etc., on cite des cas d'anthropophagie qu'on pourrait appeler obsidionale.

Au siège d'Alésia par CÉSAR, l'un des chefs, CRITOGNAT, proposa de manger tous les enfants pour soutenir les forces des Gaulois, invoquant à l'appui de sa thèse le propre exemple de leurs ancêtres, dans la guerre qu'ils soutinrent contre les Cimbres et les Teutons.

SAINT JÉRÒME prétend avoir vu, en Gaule, dans sa jeunesse, une horde bretonne, les Scots, se repaître de chair humaine. « Au lieu, dit-il, de se nourrir de porcs et autres animaux dans les forêts, ils préféraient couper les fesses des bergers et les seins des jeunes filles, dont ils faisaient leur régal. »

La loi Salique et les Capitulaires de Charlemagne ont cru devoir édicter la peine de mort contre les anthropophages ; ce qui fait supposer qu'il en existait encore en Gaule au IXᵉ siècle.

Pendant le siège de Paris par Henri IV, en 1590, des enfants furent mangés par des soldats (1).

Les naufragés de la *Méduse* mangèrent quelques moribonds.

Au xviie siècle, en Europe, l'anthropophagie fit une nouvelle apparition et entra de nouveau dans les mœurs pendant quelques mois : des hommes, en Lorraine, allaient à l'affût, pour y prendre et tuer les passants, comme on prend des lièvres, dit un chroniqueur, et pour s'en nourrir. Le cannibalisme s'organisa ; les mères dévorèrent leurs enfants, de compagnie et à tour de rôle.

En Allemagne, après la guerre de Trente Ans, les campagnes pillées, dévastées, étaient retombées en friche ; presque tous les villages avaient disparu, et les horreurs de la guerre, les pillages, les massacres et les maladies, telles que la peste, les famines atroces, avaient presque anéanti la population.

On mangea les charognes d'animaux; puis, comme les ressources continuaient à faire défaut, on mangea les pendus des nombreux gibets et les cadavres déterrés dans les cimetières ; enfin, lorsque tout manqua, on mangea l'enfant expiré dans les bras, ou le voisin assommé par surprise.

(1) Lors du mémorable siège de Paris par Henri IV, en 1590, les lansquenets affamés organisaient, à la tombée de la nuit, la chasse aux enfants dans la capitale en détresse ; et, saisissant ceux qu'ils pouvaient découvrir dans les endroits isolés, les tuaient sans pitié pour « en festoyer », à défaut d'autre nourriture quelconque. (*Histoire des Croyances*, etc., par F. Nicolay, t. II, 399.)

Le cannibalisme était entré dans les mœurs (1) avec une facilité déconcertante. L'historien allemand Haüsser, auquel nous empruntons ces détails, parle avec horreur du monstrueux sang-froid et du tour de main avec lesquels on mettait les gens de sa famille en sauce et ses propres enfants dans le saloir. Il y eut, dans le Palatinat, vers 1638, des rôtisseries exclusivement alimentées de chair humaine et de chair fraîche.

Pendant le siège de Paris, en 1870, un orateur proposa, dans un club, de manger les vieillards, et il offrit son vieux corps maigre tout le premier : la proposition n'eut, heureusement pour lui, pas de suite (2).

*
* *

Souvent la monomanie anthropophagique se complique de perversion sexuelle.

Les nécrophiles — la plupart des aliénistes l'ont remarqué — deviennent facilement anthropophages. Tel est le Sergent Bertrand. Sur les cadavres du cimetière Montparnasse, qu'il mutilait et souillait, on releva la trace de morsures.

---

(1) *Madame, mère du Régent*, par Arvède Barine (*Revue des Deux-Mondes*, 15 oct. 1906, 769).

(2) A propos d'anthropophagie, M. F. Nicolay (*op. cit.*, II, 408), fait une importante remarque, qu'il convient de consigner ici : « L'anthropophagie, fait-il observer, n'a pas seulement pour cause un goût dépravé ou un sentiment de vengeance : en s'assimilant leur victime par la nutrition, les sauvages s'imaginent s'approprier du même coup ses qualités et ses vertus. » Au résumé, les sauvages font de l'opothérapie sans le savoir.

D'autres fois, la chair humaine a été employée comme médication.

A la date du 26 mai 1911, en Tunisie, entre Tozzar et Metlaoui, à 25 kilomètres des mines de Gafsa, se passa le fait suivant : la famille d'un tuberculeux ayant consulté un vieux marabout, qui était aussi le guérisseur de l'endroit, celui-ci ordonnait à la famille du malade de lui faire manger de la viande humaine. Les parents s'empressèrent de voler deux enfants dans une tribu voisine, les tuèrent et en donnèrent la viande au malade.

Il y a quelques années, un docteur anglais, fort réputé, fit une conférence à l'Institut Royal de Londres, pour vanter les effets salutaires de la chair humaine. La profession de foi de ce docteur peut se résumer en cette phrase : « Tout sujet qui consomme un individu semblable à lui mange ce qui est susceptible de lui donner la force la plus grande. »

A la suite de cette conférence, un industriel de Heidelberg voulut faire une expérience et il fit manger à son chien de la viande de chien : sa tentative fut, à son avis, couronnée du plus éloquent succès. Donc, pour être fort et vigoureux, il faudrait manger son prochain.

*
* *

A ce propos, relatons une anecdote qui fut contée naguère par le Dr Maurice PILLET, et qui a pour héros, si on peut dire, le romancier GUY DE MAUPASSANT.

Guy de Maupassant sortait une nuit d'un cercle, lorsque du haut d'une voiture tomba à ses pieds un charretier. La chûte fut grave et le charretier mourut pendant qu'on le transportait à l'hôpital. Maupassant pria le médecin, qui était un de ses amis, de lui donner un morceau de chair de ce cadavre, une fois l'autopsie faite. Le médecin y consentit. Maupassant porta le morceau de chair à son cuisinier, le fit apprêter et le mangea, pour s'offrir une curiosité d'anthropophage. Il constata, par expérience, que la viande humaine est insipide au palais et qu'elle a une saveur de veau fade.

D — *Homéophagie chez les Animaux.*

L'homme n'a pas seul le privilège de dévorer son semblable, le fait se rencontre chez un grand nombre d'animaux. Mais, en général, les animaux ne se résolvent à l'*homéophagie* que sous l'empire de la faim.

Le cobaye, la taupe, la marmotte, le renard, la souris, le rat, même les loups, en dépit du proverbe, s'entre-dévorent fort bien. Si, dans une troupe, l'un de ces derniers est blessé, les autres se jettent dessus et l'achèvent. Les poules, les merles, etc., dévorent avec avidité les viscères de leur compagne morte. Chez les reptiles, les crocodiles et les serpents ne se font pas faute de dévorer leurs semblables.

Certains animaux ont de la répugnance à l'homéophagie et ne s'y résolvent qu'à la dernière extrémité. Quand Nansen s'avança vers le pôle, en traîneau (1), il sacrifia ses chiens un à un, en donnant les morceaux aux survivants ; ceux-ci refusèrent, au

____

(1) Nansen, *Vers le Pôle*, 193 et 203.

début, de toucher à leurs semblables et préféraient ne pas manger. Neuf jours plus tard, six refusaient encore ; puis, sous l'aiguillon de la faim, ils se décidèrent. Quelques-uns le firent plus tard que les autres.

Par contre, certains animaux ne font aucune difficulté pour dévorer leurs semblables, même sans être poussés par la faim. LACASSAGNE a observé des lapins qui, ayant cependant de la nourriture en abondance, se dévoraient entre eux. BIZZOREBO a vu, dans son laboratoire, un chien très bien nourri tuer et dévorer son compagnon. LOMBROSO rappelle le fait d'une marmotte du Jardin zoologique de Vienne qui, en ayant trouvé une autre dans sa tanière, la tua et la dévora. Le brochet ne fait aucune difficulté pour manger son semblable plus jeune. Les insectes offrent également de grandes variations à cet égard. Presque tous, lorsqu'ils sont enfermés dans un bocal, mangent leurs camarades plus faibles, comme firent les naufragés du radeau de la *Méduse*. Mais les hannetons ne s'y résolvent qu'après plusieurs jour de diète ; de même, les criquets.

D'autres, comme la mante, le crabe, attaquent et mangent immédiatement leur confrère de captivité. On sait, d'ailleurs, que les femelles de quelques espèces d'araignées, de la famille des Tétragnates, dévorent leurs mâles, beaucoup plus petits qu'elles, après l'accouplemnet.

Les fourmis se livrent à l'homéophagie guerrière. Elles ont soin des cadavres de leurs amies mortes en combattant, mais déchirent ceux de leurs ennemis ou sucent leur sang.

L'homéophagie, en général, est plus pénible et l'animal y résiste d'autant mieux qu'il est herbivore. Il ne s'y livre alors que sous l'aiguillon de la faim. Pourtant, certaines espèces carnassières ne se font aucun scrupule de chercher subsistance aux dépens de compagnons plus faibles (1).

E — *Les Polyphages*

On ne se doute pas de la tolérance du tube digestif pour les corps les plus invraisemblables. Nous avons fait connaître de nombreux exemples de cette tolérance, encore que nous n'ayons eu jusqu'à présent en vue que des singularités accidentelles. Mais comment expliquer, autrement que par une idiosyncrasie particulière, la propriété qu'ont certains sujets d'habituer leur pharynx et leur œsophage à s'accommoder de ce qui leur répugne le plus ?

On connaît le cas de l'astronome de LALANDE, qui avalait avec délices des araignées, prétendant que c'était un mets excellent. Nous avons recueilli, en outre, dans les anciens auteurs, CARDAN, P. BOREL, ALBERT LE GRAND, et dans des recueils estimés, tels que les *Ephémérides des Curieux de la nature*, les *Transactions philosophiques de la Société Royale de Londres*, de nombreux faits analogues à celui que nous venons de citer. Tout cela prouve, pour le moins, que l'araignée n'est point un insecte dangereux ou toxique, comme on le pense assez généralement.

Du reste, à en croire CUVIER, les naturels de la

(1) Dr EIFER (*Correspondant médical*).

Nouvelle-Hollande, et ceux de quelques îles de la mer du Sud, absorbent, dans les temps de disette, une espèce d'*épaïre*, voisine du genre araignée : ne serait-ce pas le cas de rééditer, après CLOQUET, l'anecdote de ce religieux du Mans qui, en célébrant le saint mystère de la messe, avala sans hésiter une grosse araignée tombée dans son calice, et n'en éprouva aucun malaise, à la grande surprise des assistants? C'est de là, dit-on, que daterait l'institution de la confrérie à laquelle le pape PAUL V, dont on conservait naguère l'épée dans le garde-meuble de la couronne, à Paris, accorda des indulgences, qu'on appela les *Indulgences de l'araignée*.

L'araignée ne serait pas le seul insecte qui serve d'aliment à certains appétits dépravés. ARISTOTE nous a depuis longtemps appris que les Athéniens mangeaient des cigales ordinaires, principalement à l'état de larves. Ils préféraient les mâles avant l'accouplement, et les femelles lorsqu'elles étaient pleines d'œufs. Ils les faisaient griller et les désignaient alors sous le nom de *tettigometra*.

Les Egyptiens, les Syriens et les Arabes ne dédaignaient pas les sauterelles, surtout les sauterelles de passage, qui dévastent les pays qu'elles traversent en nuées. Le criquet de Tartarie et le criquet d'Egypte sont des mets assez communs en Orient ; on les fait cuire dans l'eau ou frire avec de l'huile de sésame.

Les Grecs d'Asie et d'Ionie, les Phrygiens, dévoraient avec avidité le ver du *cossus*, c'est-à-dire la larve du charançon des palmiers, qui ronge le bois;

encore aujourd'hui, les Indiens et les Américains se régalent de cet insecte blanc, à tête brune.

*
* *

L'auteur du *Dictionnaire des Merveilles de la Nature* s'est plu à rapporter plusieurs exemples d'entomophagie, dont voici le sommaire :

« Vers la fin du mois d'août 1682, on voyait à Charenton, près Paris, une fille qui paraissait attaquée de vomissements assez fréquents, dans lesquels elle rejettait des araignées, des chenilles, des limaces et autres insectes. Ce phénomène fit beaucoup de bruit à Paris parmi les savants et on avait déjà imaginé plusieurs hypothèses, lorsque M. DE-SITA, Lieutenant-criminel, voulut examiner juridiquement cette question. Le résultat de son enquête fut que cette fille avoua que, depuis sept à huit mois, elle avalait en cachette et avec un désir singulier des chenilles, des araignées et autres insectes, qu'elle rendait ensuite, après une espèce de léthargie dans laquelle elle tombait. Elle ajouta que ces animaux étaient plus forts lorsqu'elle les rejetait que quand elle les avalait (1).

*
* *

Les mangeurs d'insectes sont faciles à désigner : ce sont des *entomophages* ; il serait plus malaisé de trouver un qualificatif pour les avaleurs de pièces de monnaie, de fragments de métal, de mor-

(1) *Anecd. hist. sur la médecine* (1789), t. II, 328.

ceaux de liège, d'éponges, etc. On leur a pourtant trouvé un nom : on les a appelés des *hommes-autruches* ; nous sacrifierons moins la vérité que le pittoresque en les nommant plus simplement des *polyphages*.

Un des polyphages les plus connus est ce forçat de Brest dont on trouve l'histoire dans les recueils scientifiques. On découvrit jusqu'à cinquante-deux pièces dans son estomac : vingt-six morceaux de bois, une cuiller, également en bois, plusieurs cuillers d'étain, des morceaux de cuir, un *morceau d'empeigne de soulier*, des couteaux, des clous, une pipe, et des fragments de verre de vitre !

*
* *

A Bath, en Angleterre, un homme, du nom de WATSON, succomba pour avoir absorbé vingt petites fioles de médicaments les plus divers, avec les bouchons et les bouteilles. Dans un asile d'aliénés du sud de l'Angleterre, une femme de vingt-neuf ans mourut de mélancolie ; l'autopsie démontra qu'elle avait dans l'estomac : une épingle à chapeau, de huit pouces de long ; huit épingles à cheveux, de quatre pouces de long ; un morceau de peigne de trois pouces.

Il paraît qu'elle avait avoué à sa mère les étranges aliments qu'elle avait absorbés.

*
* *

Le 24 août 1816, le sieur BERNIÈRES, sergent, étant au cabaret avec cinq de ses camarades, s'enivra d'eau-de-vie et de cidre ; ceux-ci le voyant vivement échauffé, refusèrent de lui tenir compagnie, et s'en furent ; alors, ce militaire sauta sur les verres, les brisa avec ses dents et les avala tous les six, à l'exception des fonds de chaque verre, qu'il ne put rompre.

Un quart d'heure après, il devint pâle, il était tourmenté de coliques, une sueur froide couvrait son visage ; il tomba sans connaissance. A cet état succédèrent des spasmes et des convulsions violentes.

Les médecins appelés furent d'avis de lui faire ingérer le plus possible d'une panade très épaisse. Quelques instants après en avoir avalé une très grande quantité et à contre-cœur, il vomit la presque totalité des morceaux de verre ; ils recommencèrent à lui donner suffisamment de panade pour emplir l'estomac : il vomit encore des fragments de verre ; enfin, durant toute la nuit, on ne cessa de le faire manger, au point de provoquer le vomissement; le lendemain, il rendit encore de très petits fragments de verre par les selles et il se rétablit promptement.

*
* *

C'était jadis un préjugé que le verre pilé ne pouvait être absorbé sans grave inconvénient. Pendant longtemps, il porta même le nom de *poudre de succession*, parce qu'on prétendait qu'il servait aux empoisonnements. Dans une de ses comédies, l'auteur dramatique MONTFLEURY fait dire à un des personnages, qui montre un petit sachet : « Voilà de quoi faire plus d'un héritier ! »

Dans le vulgaire c'était une opinion admise, et il faut dire aussi que de savants médecins, entre autres PORTAL et FODÉRÉ, entretenaient cette erreur.

Ce fut alors que CHAUSSIER, pour dissiper la prévention qu'on éprouvait contre le verre, raconta qu'une jeune dame avait, dans un accès de désespoir, réduit en poudre un verre de cristal et l'avait avalé sans autre dommage. Il avait traversé l'estomac et l'intestin sans y produire le plus léger désordre.

Ce n'était là qu'un cas isolé, une observation assez malaisée à contrôler. On ne pouvait lever les doutes qu'en recourant à la méthode expérimentale. Un médecin de Caen, le docteur LE SAUVAGE, commença des expériences sur les animaux, qu'il soumit aux épreuves suivantes :

Le 4 octobre 1808, il prit un chat adulte de grande taille et lui fit manger, dans une crêpe, un décagramme de verre, réduit en poudre grossière : l'innocent animal digéra à merveille et joua comme à son ordinaire. Huit jours plus tard, on lui servit le même mets : il n'en témoigna aucun déplaisir. On le sacrifia, et à l'autopsie, on constata le parfait état de l'estomac et des intestins, qui ne portaient aucune trace de la moindre inflammation ou altération.

Un second chat, cinq à six chiens, se comportèrent de la même façon, et une commission de docteurs, dont faisaient partie LAËNNEC, DUPUYTREN, DUMÉRIL, furent appelés à constater ces faits, que leur étrangeté avait rendus suspects. Six rats surmulots fournirent les mêmes résultats.

M. Le Sauvage voulut, à son tour, tenter l'expérience sur lui-même, afin de dissiper toutes les préventions. Le 8 mars 1809, il avala, en présence de Cayol, son confrère, et de plusieurs élèves de la Charité, des fragments de verre, d'une forme irrégulière et plus ou moins aiguë. Le lendemain, il renouvela son expérience de la veille, en présence du professeur Lallemand. Ses fonctions n'en furent aucunement troublées.

*
* *

Il y a quelques années, cette question était de nouveau soulevée, dans une revue scientifique estimée, et de nouveaux faits furent apportés à l'appui de l'innocuité du verre. Un employé de magasin avait souvent, au dire de son patron, mangé entièrement des morceaux de verre à vitre. Ayant fait un pari, il avait absorbé toute la partie mince d'un verre à boire, dit *mousseline*, sauf le pied. Un autre jour, il avait mangé « une lampe à incandescence brûlée » devant ses camarades d'atelier.

Un de nos confrères, pharmacien à Paris, M. Blainville, écrivait naguère à *La Nature* :

Un certain nombre de mes amis et moi avons assisté à diverses reprises à un repas qui consistait à manger du verre. L'opérateur, étant l'un de nous, n'avait aucune espèce de raison de nous tromper ; nous l'avons vu plus de dix fois prendre un verre à madère et, en trois ou quatre bouchées, le réduire en miettes, ayant au plus la grosseur des grains de sucre cristallisé. Un verre à liqueur ou un verre mince, dit *mousseline*, étaient dévorés en un clin d'œil.

Il y a, vraiment, des œsophages et des estomacs complaisants.

*
* *

On voit tous les jours des femmes enceintes rejeter les mets les plus légers, même les boissons, et digérer avec une facilité étonnante les aliments les plus lourds, tels que le jambon et le pâté de foie gras. D'autres femmes, chez lesquelles l'appétit est non seulement capricieux, mais dépravé, se nourrissent d'aliments inusités et même de substances dégoûtantes. On trouve dans les auteurs des cas de ce genre.

BAUDELOCQUE racontait, dans ses leçons, avoir connu des femmes dont les unes aimaient passionnément le marc de café, d'autres le charbon, quelques-unes la cire à cacheter ou le poisson cru volé ; d'autres, enfin, du foin arraché à une voiture au moment où elle passait dans la rue.

Une fille avouait à SAUVAGES, qu'elle mangeait avec un plaisir infini la croûte qui s'attache aux latrines.

ZACUTUS LUSITANUS a connu une femme enceinte qui, ayant par mégarde goûté ses excréments, en fit par la suite sa nourriture favorite, au point qu'elle ne pouvait s'en passer sans être malade.

On lit, dans les « Transactions philosophiques », l'histoire d'une femme qui, dégoûtée de tous les aliments, s'introduisait le canon d'un soufflet dans la bouche, faisait manœuvrer elle-même l'instrument, et avalait à longs traits et avec délices l'air qui en sortait.

Concluons, avec le Dr Noirot (1), qu' « il faut, en général, composer avec les caprices de l'estomac, quand ils n'ont rien de trop déraisonnable et que leur satisfaction ne peut causer aucun préjudice à la santé ».

Antipathies bizarres et dépravations singulières.

Les dépravations du goût peuvent se manifester sous les formes les plus variées, les plus inattendues. Mais à dénombrer toutes les bizarreries, toutes les perversions de l'appareil gustatif, un volume entier pourrait être consacré. Ce n'est pas la curiosité seule qui trouve son compte à l'étude de telles questions, mais encore la psychologie pathologique, dans ce qu'elle a de plus mystérieux et de moins connu.

La répugnance pour certains mets, le penchant immodéré pour tels autres, peuvent, en effet, le plus souvent trouver leur explication dans une sorte d'auto-suggestion, qu'un traitement moral bien conduit arrive à surmonter.

Cette répugnance est souvent instinctive, irraisonnée ; quelquefois, elle survient à la suite d'une indigestion ; d'autres fois, elle ne reconnaît aucune cause déterminée (2).

(1) *Callipédie*, 127 et s.

(2) Boyle parle d'une dame qui avait une grande aversion pour le miel : croyant qu'il entrait beaucoup de fantaisie dans cette aversion, son médecin fit mettre un peu de miel dans un emplâtre, qu'il fit appliquer au pied de la dame ; il s'en repentit bientôt, en voyant le dérangement fâcheux que l'emplâtre avait produit, et que l'on ne fit cesser qu'en l'ôtant.

On a, parfois, noté une transmission héréditaire aux membres d'une même famille et Prosper Lucas, dans son *Traité de l'hérédité*, a cité quelques exemples de dégoûts se manifestant héréditairement. N'était-ce pas simplement l'imitation, ce qui équivaut à dire la suggestion, qui était en cause plutôt que l'hérédité ? Il est difficile de se prononcer en toute assurance, mais l'hypothèse est acceptable.

*
* *

Quoi qu'il en soit de ces théories, il n'est pas moins vrai que nombre de personnes éprouvent une répugnance invincible pour des aliments que l'on s'accorde généralement à trouver d'un goût plutôt agréable. On peut citer à cet égard des exemples historiques.

L'abbé de Villedieu ne s'était nourri jusqu'à 3o ans que de légumes et d'œufs ; il avait toujours montré pour la viande une répulsion marquée. Un jour, pressé par son entourage, il se décide à en manger ; une fièvre cérébrale survient, et il meurt presque aussitôt.

Le roi de Pologne, Jagellon, prenait la fuite à la vue d'une simple pomme.

Croirait-on que le porc, le cochon, pour l'appeler par son nom, ait des ennemis jurés, en dehors des Juifs et des Mahométans, qui s'en privent pour obéir à leurs rites ? L'histoire suivante prouve que les « habillés de soie » ne comptent pas que des amis.

Bussy-Rabutin rapporte, dans ses *Mémoires*, qu'il

avait un jour à dîner, au Temple, dont son oncle était Grand-Prieur, cinq ou six amis, tous fort illustres par les charges et la naissance : les maréchaux d'ALBRET et de CLÉRAMBAUT, le marquis de MONTGLAS, etc. D'Albret s'était mis à leur faire un conte avec sa verve ordinaire, quand, arrivé au moment pathétique, sa voix s'altère, sa face pâlit... Personne ne s'était aperçu de rien, à part Clérambaut, qui se mit à crier au maître d'hôtel d'enlever promptement le marcassin qu'il venait d'apporter, et de lui ôter la tête. Cette exécution faite, le maréchal retrouva le fil de son histoire... et la gaieté qui l'avait un instant abandonné.

C'était pour le levraut que Bernard de NOGARET, duc d'EPERNON, Colonel-général de l'infanterie, et le grand astronome TYCHO-BRAHÉ, manifestaient une aversion que rien ne pouvait vaincre.

ZIMMERMANN a relaté l'observation d'une dame de ses amies, qui tremblait au contact de la peau veloutée d'une pêche.

Le prince de CONDÉ, le père de l'infortuné DUC D'ENGHIEN, ne pouvait manger aucun fruit.

L'illuminé Jérôme CARDAN éprouvait une véritable antipathie pour les œufs.

Mme de LAMBALLE ressentait une horreur inexplicable pour le homard (1).

JUNOT, duc d'Abrantès, qui était un mangeur d'huîtres émérite, jetait brusquement sa serviette, si l'on servait des escargots.

LA MALIBRAN ne pouvait supporter la vue de l'innocente carpe, « à qui on ne peut guère pour-

____

(1) Cf. notre *Princesse de Lamballe intime*.

tant reprocher que ses arêtes », comme on l'a dit
assez spirituellement (1).

Le saumon lui-même n'a pas échappé à cet outrage immérité. Au repas que donnait Abel SERVIEN,
le célèbre ministre d'Etat, après le service solennel
pour la mort de sa femme, dans une salle de l'ora-
toire de Saumur, la duchesse de BRISSAC tomba en
pâmoison et se trouva si mal qu'on dut la transporter dans une autre pièce. Connaissant son aversion pour le saumon, on n'en avait pas servi à sa
table, mais il y en avait à une table voisine, et, malgré la distance, le danger n'avait pas été conjuré.

Le philosophe ERASME, bien que né à Rotterdam,
pays poissonneux, éprouvait pour le poisson un tel
dégoût, « qu'il n'en pouvait même sentir sans avoir
la fièvre ».

*
* *

Une des aberrations du goût les plus fréquentes
est le dégoût des végétaux comestibles. On a souvent
rapporté que Jules-César SCALIGER pâlissait devant
une botte de cresson ; tandis que son père, Joseph
Scaliger, éprouvait le même sentiment pour le lait,
ayant cela de commun avec le fameux médecin et
astrologue Pierre d'ABANO.

(1) On raconte que Mlle NILSSON éprouvait le même sentiment
de répulsion pour la boisson chère à VOLTAIRE, le café. Une
tasse de moka la mettait en fuite. Quant à la PATTI, un plat de
fraises lui donnait des crises de nerfs. Invitée chez la princesse
de METTERNICH, qui avait fait venir des fraises de Nice à
son intention, la Patti voulut faire un effort héroïque et en
manger une. Elle eut à peine porté le fruit à sa bouche, qu'elle
fut prise d'une crise de nerfs, et faillit perdre connaissance.

La princesse JULIE, l'une des filles du roi de Naples FRÉDÉRIC, ne pouvait absorber le moindre morceau de viande sans être gravement incommodée.

CHATEAUBRIAND s'éloignait quand il apercevait une boucherie. Il ne se doutait pas qu'on baptiserait un jour de son nom un beefsteack savoureux.

Le peintre GÉRARD passait loin de toute charcuterie.

On a conté que le physicien d'APOXO ne pouvait supporter l'odeur du fromage (1), et que le duc de VENDÔME ne pouvait même en tolérer la vue.

Quand on présentait à la duchesse de BERRY un camembert ou un brie, du brie principalement, elle était près de tomber en syncope.

GEORGE SAND n'éprouvait que du malaise en face de la poule au pot que le bon HENRI IV rêvait de faire donner à chacun de ses sujets ; mais RACHEL était saisie de peur, si une brochette de grenouilles figurait sur le menu.

Alfred de MUSSET se levait de table, si on servait de l'anguille.

---

(1) « Tout le monde a observé l'effet troublant de certaines odeurs sur certaines personnes, odeurs tout à fait inoffensives pour d'autres. BOYLE dit que, de son temps, beaucoup de médecins évitaient de donner des drogues à des enfants, ayant constaté que des remèdes absorbés par la peau ou qu'ils faisaient respirer suffisaient. Les homéopathes, d'ailleurs, se servent quelquefois aujourd'hui de ces moyens-là. CHARLES BELL a dit que M. F., homme bien connu, n'avait qu'à se tenir un vieux livre sous le nez, pour éprouver tous les effets d'un cathartique. Elisabeth OKEY était oppressée des sensations les plus pénibles aux côtés d'une personne dont la santé déclinait. Quand ces sensations atteignaient une certaine intensité, le Dr ELLIOTSON observait que le malade mourait invariablement. » *Les côtés obscurs de la nature*, par Mrs CROWE, 495.

Frédérick Lemaître fermait les yeux devant une tête de veau.

Le sculpteur Carpeaux était pris de frisson devant un buisson d'écrevisses.

*
* *

Le D* Thomas Capellini raconte qu'une dame qui ne pouvait, disait-elle, souffrir l'odeur de la rose, se trouva mal, en recevant la visite d'une de ses amies qui en portait une, et pourtant cette fatale fleur n'était qu'artificielle.

Il n'existe nulle part autant de prévention à cet égard qu'en Italie. On y croit généralement que les parfums sont funestes aux nouvelles accouchées, et malheur à l'imprudent qui s'oublierait sur ce point !

Citons encore quelques exemples d'antipathie. Le docteur Petit racontait, dans ses leçons, qu'une dame se trouvait mal toutes les fois qu'un chat était dans son appartement, même à son insu (1).

On m'a assuré, écrit Marc (2), que l'odeur du lièvre faisait évanouir M*** Contat. Si le fait est vrai, cette célèbre actrice aurait présenté la même particularité d'idiosyncrasie que le duc d'Epernon (3).

*
* *

Nous avons dit que, quelquefois, ces antipathies sont héréditaires : ainsi Schook, auteur d'un traité

(1) Portal, *Anat. Méd.*, in-4, t. IV, 153. On dit la même chose de Stanislas, roi de Pologne et duc de Lorraine.

(2) *Dict. des Sciences médicales*, t. XXXIII, 500.

(3) *Esprit des journaux.*

De aversione casei, était d'une famille dont presque tous les membres ne pouvaient supporter l'odeur du fromage.

Dans d'autres cas, ces antipathies sont manifestement accidentelles : un officier, qui avait été trépané pour une fracture du crâne, s'étant fait apporter près de lui, pendant sa maladie, des fleurs d'œillets, tomba en syncope par leur influence, et éprouva constamment depuis le même effet, quoiqu'il eût été parfaitement guéri (1).

*
* *

Dans son *Traité des maladies nerveuses*, WHYT parle d'une femme à laquelle le tabac répugnait, dès qu'elle avait conçu ; mais aussitôt après l'accouchement, cette aversion se changeait en appétence.

On a vu également l'odeur des fleurs de plusieurs magnoliers avoir une action très prononcée sur le système nerveux ; celle des fleurs du *Magnolia tripetala*, par exemple, occasionner souvent des nausées ; et celle des roses du *Magnolia glauca*, selon le docteur BARTON, être assez stimulante pour aggraver le paroxysme d'un accès de fièvre et la douleur d'une attaque de goutte inflammatoire (2).

ROSEN parle d'une femme qui avait contracté de violents maux de tête, pour avoir pris l'habitude de coucher sur un lit de roses éparpillées.

(1) CLOQUET, *Osphrésiologie*.

(2) A. Pyr. de CANDOLLE, *Essai sur les propriétés médicales des plantes, comparées avec leurs formes extérieures*, etc., 2e éd. ; Paris, 1816, in-8°, 75.

Une des parentes de Scaliger (1) tombait en syncope à la vue d'un lys, et pensait qu'elle succomberait bientôt, si elle s'obstinait à en sentir l'odeur.

On a vu des personnes être asphyxiées par les émanations du safran (2) ; et, dans les pays où il se récolte en abondance, souvent les animaux qui sont chargés de le transporter tombent engourdis.

Schneider a connu une femme qui, aimant les autres odeurs, se trouvait mal en respirant celle des fleurs de l'oranger (3). Mais des particularités semblables, et d'autres de même espèce, trouveront mieux leur place dans le chapitre de l'odorat.

(1) *Exercit.*, 142, paragr. 2.

(2) J. Schenckius. l. c., lib. 7 ; P. Borelli, *Observat. méd. physic.*, cent. 4, obs. 35.

(3) Extrait de *l'Osphrésiologie*, de Cloquet.

III. — la vue

Les Sourcils.

Les mouvements des sourcils sont d'une expression bien significative pendant le jeu des diverses passions : ils s'élèvent dans la fureur et s'abaissent dans la haine, la tristesse et le mépris.

Considérés à l'état de repos, les sourcils sont épais et bas chez les penseurs ; doucement arqués, ils indiquent la modestie et la simplicité ; placés en ligne droite, un caractère mâle et vigoureux ; en ligne moitié horizontale et moitié courbe, une bonté ingénieuse ; enfin, épais et mobiles, un caractère soucieux et jaloux.

*
* *

Il n'est jamais gracieux pour une femme de porter des sourcils qui se rejoignent au-dessus du nez. Une distance assez considérable doit se trouver entre les deux têtes du sourcil. Cette séparation dégage agréablement la racine du nez et annonce chez l'individu, dit Lavater, une conception aisée. Quelques grands hommes, Turenne entre autres, ont eu les sourcils joints.

Qui croirait qu'il y eut un siècle et même plusieurs, où c'était une grande perfection chez une femme d'avoir les deux sourcils joints ensemble? Anacréon, Théocrite, Pétrone ont célébré des sourcils ainsi disposés.

Ovide assure que, de son temps, les dames romaines se peignaient l'entre-deux des sourcils, pour qu'ils n'en fissent qu'un.

Cette mode était aussi en usage chez les Hébreux. Jézabel, épouse d'Achab et mère de Joram, roi d'Israël, ayant appris l'arrivée de Jéhu, se farda les yeux avec de l'antimoine ; ou, selon l'hébreu, se mit les yeux dans l'antimoine.

A qui a pu venir l'idée de s'arracher les cils ? Il paraît que c'est une pratique commune... chez les Indiens du Paraguay.

Chez les Patagons, ce sont les sourcils qu'on supprime ; et une femme qui garderait les siens manquerait tout à fait de savoir-vivre.

*
* *

La coquetterie des femmes anglaises vient de s'adjoindre un nouveau serviteur : le fabricant de cils et de sourcils naturels, pour mondaines et artistes dramatiques ou lyriques. Il s'agit d'un parfumeur, dédaigneux des vieux maquillages, qui a trouvé le moyen de planter des cheveux sur l'arcade sourcilière et au bord des paupières, et qui donne ainsi une expression profonde ou langoureuse aux regards qui en ont été le plus cruellement privés par la nature.

L'opération par laquelle s'obtient ce précieux résultat ressemble de bien près à un supplice ; mais de délicieuses créatures, assez patientes pour demeurer, pendant quatre heures d'horloge, entre les mains d'une émailleuse, qui leur glace de vernis le visage, les bras et les épaules, sont capables d'affronter toutes les souffrances pour atteindre à l'illusion de la perfection plastique.

Armé d'une fine aiguille, à laquelle pend un long cheveu, de nuance assortie à la chevelure de la patiente, parfois un cheveu emprunté à cette chevelure même, l'opérateur attaque l'extrême bord de la paupière, entre l'épiderme et le léger ourlet graisseux qui la termine. L'aiguille y est conduite à la façon d'une couture au petit point, le cheveu demeurant lâche et formant à l'extérieur une boucle de deux centimètres de diamètre. Quand toute la paupière est ainsi cousue, un coup de ciseau sépare le cheveu en deux rangées de cils épais, qu'il suffit ensuite de retrousser à l'aide d'un petit fer à friser en argent, gros tout au plus comme une aiguille à tricoter.

On opère de même pour la paupière inférieure, en faisant de faux cils, naturels dans l'autre sens. La patiente conserve ensuite sur les yeux, pendant une demi-journée, un bandeau huilé ; et le lendemain, il ne reste plus aucune trace de l'opération. Le regard a acquis une poésie exquise, qu'il conservera pendant six mois.

La fabrication du sourcil naturel demande un peu plus de temps, mais elle n'oblige pas les coquettes à six ou huit heures de cécité. Le derme doit subir une préparation de quelques heures ;

puis, le parfumeur intervient avec son aiguille jusqu'à obtention d'une paire de sourcils tout à fait espagnols.

Un délicat poète a écrit que Dieu avait donné à la femme la bouche pour parler et les yeux pour répondre. Désormais, en Angleterre, le sexe fort ne pourra même plus se fier à la sincérité de ces réponses-là.

La Métoposcopie.

En 1615, un savant, Samuel Fuchsius, fit paraître un *Traité de la Physionomie*, orné d'illustrations très curieuses. Ce volume, vraie rareté bibliographique, est la propriété de M. Mantovani, professeur d'histoire à l'Institut de Bergame.

Dans la deuxième partie de son travail, l'auteur s'occupe des yeux. Voici quelques extraits de sa monographie :

« Les sourcils arqués indiquent l'arrogance.

« Les paupières qui pendent indiquent la somnolence. Les paupières tirant sur le rouge indiquent l'impudence.

« Une pupille large indique la folie ; la pupille petite indique un homme rusé.

« Les grands yeux indiquent la paresse ; les yeux petits indiquent la pusillanimité. Les yeux noirs annoncent la timidité et l'artifice; la couleur bleue est signe de joie ; la couleur blonde dénote le courage et la vigueur.

« Le strabisme indique la criminalité. »

L'obliquité des Yeux.

D'après un voyageur, l'obliquité des yeux, que nous sommes accoutumés à considérer comme un des caractères essentiels des figures chinoises, serait infiniment plus rare dans ce pays, et surtout chez les hommes, que nous ne le supposons. Elle serait plus commune chez les femmes, parce qu'elles regardent comme une beauté d'avoir la peau du front et des tempes entièrement tendue ; et elles y arrivent par l'usage de la coiffure, qui a reçu le nom de *coiffure chinoise*, cette tension ayant nécessairement pour effet de relever l'angle externe de l'œil (1).

Enfant sans yeux.

Il est né récemment, paraît-il, à Sablonceaux (Charente-Inférieure), un enfant sans yeux. Le malheureux petit disgracié, dit la *Gazette médicale de Paris*, a six frères et sœurs, dont la conformation physique est absolument normale.

Son os frontal rejoint l'arcade zygomatique, et deux légères dépressions indiquent seulement la place des orbites. En dépit de sa difformité, l'enfant se porte à merveille.

Un Nyctalope (?) célèbre.

L'empereur TIBÈRE était nyctalope : il y voyait la nuit, mais il disait ne pas voir clair le jour. Main-

(1) *Intermédiaire des chercheurs et curieux*, 1878, col. 644.

tenant, il faut avouer que c'est l'un des hommes
les plus dissimulés qui aient jamais existé ; c'est
au point qu'il mettait à mort tous ceux qui s'étaient
aperçus de son excessive dissimulation, en agissant
en conséquence. Sa dissimulation habituelle nous
oblige à nous demander si sa nyctalopie n'était pas
feinte.

Ce que les Anciens lisaient dans l'OEil.

Dans l'antiquité, on jugeait d'un homme par ses
yeux : s'il les avait d'un grand éclat, il passait pour
être de race divine !

La Faiblesse des Yeux héréditaire.

Au sujet de la paresse de M. de FONTANES, voici
une explication et une excuse (1). Ses yeux étaient
malades, et il était condamné à les ménager beaucoup, d'autant qu'il y avait là, vraisemblablement,
une faiblesse héréditaire. Il écrivait, en août 1806 :

J'ai été encore aveugle, mon cher ami, depuis que
j'ai reçu votre lettre, et voilà l'excuse d'un silence que
je ne me pardonnerais pas, s'il n'avait été involontaire...

Et, en 1807 :

Mes yeux, qui sont toujours un peu faibles, m'obli-
gent de dicter ma lettre ; c'est pour cela que je vous
écris peu.

A sa sœur, atteinte du même mal, il recomman-
dait vivement

(1) PAILHÈS, *Du nouveau sur Joubert*, 230 (et note).

de se bien garder de confier ses yeux à des charlatans. Ils augmentent quelquefois le mal, au lieu de le diminuer. Nos oculistes de Paris ne sont guère plus heureux et plus habiles. *On a voulu souvent me les faire consulter. Mais j'ai refusé leur secours. J'aime mieux une vue très affaiblie que des ténèbres complètes*, et tel est presque le cas de ces opérations si vantées (1).

La fille du poète craignait, elle aussi, pour sa vue. Elle vint à Genève consulter un oculiste renommé. C'était donc une faiblesse héréditaire, un *mal de famille* (2), une menace qui pesait sur les Fontanes.

Personnages aux gros yeux.

Homère qualifie Junon de l'épithète *Aux yeux de bœuf*. On a regardé les gros yeux comme un signe de médiocrité des facultés intellectuelles : ceux qui ont connu Boyer, le célèbre chirurgien, et les familles Guersant, Andrieux, Viennet et plu-

---

(1) Lettre autographe, signée, à sa sœur, datée du 20 mai. (Catalogue de lettres autographes mises en vente à Paris, le 16 mai 1843.)

(2) On a signalé des enfants borgnes, nés d'un père également borgne. Dans une étude du marquis de Ségur, sur Marie-Catherine de Brignole, étude parue dans la *Revue des Deux-Mondes* du 1er déc. 1898, il est dit que l'ami, qui devint plus tard l'époux, de cette princesse de Monaco, « bien qu'il n'eût l'usage que d'un œil... cette défectuosité *qui venait de naissance*, était invisible à qui n'en était pas averti. » Et le marquis ajoute, en note, d'après les *Mémoires de M*me* de Genlis* : « le père du prince, le duc de Bourbon, était borgne, d'un accident survenu à la chasse... *tous ses enfants, légitimes et bâtards, naquirent borgnes du même œil.* » Cette hérédité a-t-elle été déjà constatée ?

sieurs littérateurs, dont les yeux étaient très saillants, diront combien cette appréciation est erronée.

Vue à la Montmorency.

L'expression « yeux à la Montmorency », au dire de TALLEMANT DES RÉAUX, vient de ce que le duc de MONTMORENCY, décapité à Toulouse en 1653, avait les yeux un peu de travers, ou, en parlant par euphémisme, le regard légèrement indécis.

PORTAL a signalé l'hérédité de la *vue à Montmorency*, strabisme complet, dont étaient affectés presque tous les membres de cette originale et illustre famille.

Hyperesthésie de la Vision.

De nos jours, GASPARD HAUSER a présenté, dans son énigmatique et tragique existence, cette hyperesthésie des facultés optiques : il apercevait les étoiles invisibles à la vue ordinaire, et pouvait discerner les couleurs au milieu des plus épaisses ténèbres.

Pourquoi les Yeux sont-ils cernés ?

Voici la réponse à cette question, qu'a donnée (1) un médecin de Bicêtre, Ch. FÉRÉ, physiologiste éminent, dont la science regrette toujours la perte :

La rétraction des yeux sous l'influence de la fatigue a été attribuée à la résorption de la graisse. La rapidité

(1) Dans *Sensation et mouvement*, 2° édition, 118, note.

avec laquelle elle se produit s'explique beaucoup mieux par un phénomène vasculaire.

D'autre part, le Dr BÉRILLON a fourni l'explication suivante, dont nous lui laissons l'entière responsabilité.

C'est une opinion courante, que l'une des conséquences de l'onanisme chez les enfants est de leur donner des « yeux cernés ». La constatation des yeux cernés a pour effet de provoquer chez les parents une indignation mal contenue, dont les enfants sont souvent les innocentes victimes.

Au dispensaire pédagogique de la rue Saint-André-des-Arts, on m'amène fréquemment des enfants accusés de se livrer à l'onanisme. L'accusation est basée sur ce fait, qu'on les voit pâlir soudainement et que les yeux sont cernés. Or, dans un assez grand nombre de cas, ce n'est pas l'onanisme qu'il faut incriminer, mais bien le *petit mal épileptique*, se traduisant par des accès légers, des absences, des vertiges. L'opinion des parents est tellement enracinée, que la démonstration de l'existence de troubles nerveux graves ne parvient pas à les convaincre. Ils veulent à tout prix que leurs enfants se livrent à l'onanisme. Il arrive, d'ailleurs, fréquemment, que l'enfant avoue s'être livré à l'onanisme, alors que cela n'a pas eu lieu. Ce n'est que par cet aveu qu'il obtient un peu de tranquillité. Tant qu'il n'a pas avoué, on ne cesse de le tarabuster.

Dans d'autres cas, l'existence des yeux cernés est liée à la présence de vers intestinaux ou d'oxyures.

Récemment, une jeune institutrice est venue me demander de la traiter de ce mal des « yeux cernés ». Il lui suffit d'avoir eu un peu d'insomnie pour avoir les yeux fatigués. Dans la maison où elle se trouve placée, la maîtresse de maison, attachant trop d'importance à ce signe, lui en a fait plusieurs fois, en présence de tierces personnes, des observations déplacées. Elle insinuait qu'une jeune fille sage ne devait pas avoir « les yeux cernés ». Ces insinuations ont eu pour effet de rendre l'existence de cette jeune institutrice tout à fait insupportable. Elle déclare qu'elle est l'objet de jugements absolument téméraires et qui, si ses yeux sont parfois cernés, c'est parce qu'elle n'a pas un travail très régulier.

Supplices d'hier... et d'aujourd'hui.

« Aux criminels jadis, écrit HENRY MEIGE, on crevait les yeux avec des fers rougis au feu, pour y verser ensuite du plomb fondu ou de la poix bouillante ; aujourd'hui, on fend un œil en quatre, on y plonge le fer rouge du thermocautère, on y ajoute de redoutables poisons, du sublimé, du cyanure de mercure, le tout saupoudré d'iodoforme. Ne dirait-on pas qu'en se modernisant, le supplice n'a fait que gagner en raffinement d'horreur ?

Empressons-nous d'ajouter que maintenant cette apparente torture est subie en quelques minutes sous le sommeil chloroformique, que le patient n'en éprouve ni appréhension ni douleur, et qu'ainsi on arrive à sauver de la contagion sympathique le second œil, toujours dangereusement menacé. »

*
* *

Notre érudit confrère, pour qui les musées d'art n'ont depuis longtemps plus de secrets, rappelle qu'il existe au Musée de Bâle une peinture, qui tendrait à démontrer que les procédés de carbonisation de l'œil remontent à une assez déjà lointaine époque.

Cette peinture est une copie, par Jérôme Hess, d'une fresque qui décorait autrefois la salle du Conseil, dans l'Hôtel de ville de Bâle. L'original fut peint dans les premières années du seizième siècle. vers 1520, par Hans Holbein le Jeune.

Le sujet, emprunté à l'histoire grecque, rappelle un trait mémorable de la vie de Zaleucus, législateur des Locriens, qui vécut vers l'an 700 avant notre ère.

Zaleucus avait ordonné que les époux convaincus d'infidélité fussent privés de la vue. Or, il advint que son propre fils fut déclaré coupable de ce crime. L'austère vieillard n'hésita pas à lui appliquer sa terrible loi.

Mais les magistrats, d'accord avec le peuple, vinrent le supplier de faire grâce. Zaleucus se montra d'abord inflexible. Cependant, devant leur insistance, il consentit un sacrifice à son amour paternel : il s'offrit à partager le supplice du criminel et permit que son fils fut privé d'un seul œil, à la condition que lui-même perdrait un de ses yeux.

Tel est le dramatique épisode dont s'inspira Holbein le Jeune, pour symboliser le respect des lois ; et il n'hésita pas à représenter l'exécution de cette farouche sentence.

Mais, soit pour atténuer l'horreur de ce double supplice, soit pour se conformer à une tradition, Holbein a armé les bourreaux d'instruments qu'on ne s'attendait guère à voir utiliser en pareille occurrence : ce sont des lentilles de verre, de véritables loupes, enchâssées et emmanchées. Ainsi, un œil de chacun des malheureux condamnés est brûlé par les rayons solaires, concentrés au foyer de l'instrument.

Cette application justicière des lois de l'optique était-elle de pratique fréquente ? Du moins, avait-elle sur les autres modes de supplices oculaires des avantages : la cautérisation solaire pouvait éviter de graves complications. Par malheur, le chloroforme n'étant pas connu, elle ne devait pas s'effectuer sans douleur.

*
* *

On peut se demander si l'emploi de lentilles de verre au temps de Zaleucus ne constitue pas un fâcheux anachronisme. Ceci n'eût, d'ailleurs, pas arrêté HOLBEIN, qui ne s'attachait guère à l'exactitude historique des costumes et des accessoires. Cependant, la haute antiquité de la loupe semble très vraisemblable. Elle aurait été connue des Egyptiens ; et on affirme avoir trouvé, dans les ruines de Ninive, des lentilles en cristal de roche.

Les Vestales se servaient, dit-on, de verres convexes, pour ranimer le feu sacré. ARISTOPHANE, 500 ans avant Jésus-Christ, parle de l'effet comburant produit par les rayons du soleil recueillis sur un globe de verre. On prétend même que certains médecins cautérisaient les plaies avec des lentilles taillées dans du cristal de roche. De là, sans doute, l'idée du peintre Holbein, qui voulut, en outre, rehausser la grandeur du supplice, en donnant pour armes aux exécuteurs le feu même du soleil.

Ainsi, grâce au peintre de Bâle, nous savons que, cinq siècles avant nous, la thermocautérisation de l'œil n'était pas inconnue.

Nul ne peut regretter que la loupe des bourreaux Locriens soit tombée dans l'oubli, surtout si son emploi était réservé à la destruction des yeux sains. Mais il n'est pas sans intérêt de relever l'ancienneté de la cautérisation ignée du globe oculaire.

Le Tatouage des Yeux.

Opération audacieuse s'il en fût, la coloration artificielle de l'iris est cependant entrée depuis peu dans le domaine chirurgical, sous les auspices des Drs HASKELL et HEFFERNAN, chefs du service d'ophtalmologie du *Massachusett's Infirmary*, de Boston. Ils ont déjà réussi un certain nombre d'opérations de ce genre et, dans les cas surtout de « taies » sur le globe oculaire, leur intervention a donné des résultats excellents. Après avoir cocaïné l'œil, ils font, avec différentes aiguilles, extrêmement fines, une centaine de *points* dans la cornée, à un dixième de millimètre de profondeur seulement, puis y déposent quelques gouttes d'un pigment spécial, bleu, vert, noir ou marron, selon la couleur que l'on désire donner à l'iris. Une semaine de repos, sans lire ni écrire, et tout est terminé.

Singulière Constatation.

M. le Dr DERBYS, de Nicosi, a constaté un fait réellement singulier.

Un jeune homme de vingt-sept ans, en jouant

avec un fusil, reçoit dans la cornée un éclat de capsule. On extirpe le corps étranger, et à la suite de cette opération, persiste une cicatrice décolorée.

Deux ans après, ce jeune homme se marie et a un enfant qui présente ce singulier phénomène, qu'il porte, au même œil et au même endroit, une cicatrice exactement semblable à celle de son père (1).

La Notion des Couleurs et la Linguistique.

La notion des couleurs a-t-elle existé de tout temps, et n'est-ce pas un lent perfectionnement de l'organe de la vision, qui a amené les littérateurs modernes à cette richesse d'expressions colorées qui nous éblouit aujourd'hui? Cette question qui passionna le monde savant, depuis qu'elle fut posée presque simultanément par l'Allemand MAGNUS et le *great old man*, feu GLADSTONE, a fait l'objet d'un très attachant travail de M. CANDIOTTI, qui lui a consacré sa thèse de doctorat, sous ce titre : *La notion des couleurs et la linguistique.*

En réalité, l'œil est bien resté tel qu'il était il y a deux mille ans, mais ce sont des causes extérieures qui ont lancé dans cette voie la littérature moderne.

Quelques exemples entre cent : THÉOPHILE GAUTIER a eu une palette merveilleuse ; rien d'étonnant, puisqu'en même temps qu'écrivain, il était peintre.

LECONTE DE LISLE, né à l'île de Bourbon et qui y a passé son enfance, se ressouvint plus tard,

(1) *Journal des praticiens*, 29 sept. 1900.

en écrivant ses *Poèmes barbares*, de la flore tropicale, avec sa faune d'oiseaux, d'insectes aux multiples chatoiements, de fauves musculeux, le tout aperçu dans la clarté uniforme d'une lumière excessive.

Un autre exotique, J.-M. de HEREDIA, qui a passé sa première jeunesse à Cuba, « parmi les enchantements de la plus belle flore qui soit au monde », évoque à tout instant, dans ses admirables Sonnets, son pays natal.

PIERRE LOTI, l'enchanteur, a voulu parcourir le monde avant de nous le dépeindre, tantôt « sur le dos d'un chameau berceur, dans l'infini désert rose » ; tantôt à dos de mulet, sur les montagnes, « qui étaient un merveilleux luxe de couleurs, des violets d'iris pour les bases, des roses de pivoines pour les cîmes, le tout profilé sur la limpidité du ciel vert » ; qui a vogué en tous sens, sur la mer « de nacre verte, avec des luisants de métal, des reflets de gorges d'oiseaux rares et au-dessus des granits roses d'Arabie, mais d'un rose que les mots n'expriment plus, montent jusqu'au milieu d'un limpide ciel vert, que traversent des petites bandes de nuages orange ». Mais à quoi bon poursuivre? Toute l'œuvre de LOTI a le chatoiement d'une pierre aux multiples facettes. C'est une orgie de coloris.

Et VICTOR HUGO, toute la gamme colorée de l'Orient ne s'étale-t-elle pas dans ses poésies ?

Et FROMENTIN, « dont il est difficile de dire s'il fut plus peintre que poète » ?

Et les frères de GONCOURT ; et VERLAINE et HUYSMANS...?

En résumé, si, aujourd'hui plus que jamais, les couleurs trouvent leur emploi dans la littérature, M. Candiotti estime que « c'est grâce à la facilité des voyages, qui ont montré aux poètes des horizons jusqu'alors inconnus ; c'est, aussi, grâce à la science, qui a permis à l'homme de mieux observer, et, par suite, de distinguer des nuances plus fines et plus délicates. Si l'œil ne change pas, la fonction visuelle s'agrandit, l'éducation la perfectionne.

Cette perfection de notre vision colorée n'est-elle pas un signe de décadence ? Les succès, plus bruyants que durables, de l'école décadente auraient pu le faire craindre, mais le bon sens français en a eu promptement raison.

L'OEil du Criminel.

Il est intéressant de rappeler les recherches qui ont été faites sur l'esthétique de l'œil chez le criminel.

Lombroso, le premier, s'occupa de la question et il était arrivé à des conclusions positives. Les asymétries sur lesquelles il a insisté sont le strabisme, la saillie de l'angle orbitaire de l'os frontal, et la capacité orbitaire plus considérable.

Plus récemment, MM. Truc, Gaudibert et Rouveyrolis, en 1896, puis Truc, Delord et Chavernac (1904), ont repris le sujet et examiné les prisonniers des maisons centrales de Montpellier, Nîmes et d'Aniane. Le résultat de leurs recherches est qu'*aucun stigmate ne caractérise l'œil du criminel*.

La Vision extra-rétinienne.

Là fonction de voir est-elle exclusivement réservée à l'œil ? Y a-t-il, au contraire, chez tout être vivant, et en particulier chez l'homme, d'autres organes que le nerf optique et la rétine, qui en est la terminaison épanouie, capables de transmettre au cerveau l'impression de forme, de couleur, de nombre, de distance des objets qui nous entourent ?

Théoriquement, écrit M. L. CHASSAIGNE, rien ne s'oppose, dans les données actuelles de la science, à ce que la thèse de la possibilité de la vision extra-rétinienne soit exacte. Certains invertébrés, ver de terre et blatte, par exemple, n'ont pour tout appareil visuel que leur tégument externe.

La double fonction, par ailleurs, est commune en physiologie. Le poumons et la peau respirent ensemble ; les reins et les glandes sudoripares éliminent ensemble : Il n'y a rien d'impossible, donc, à ce que l'œil n'ait pas exclusivement la faculté de voir.

Ceux qui ont pratiqué la jungle profonde de la Guyane, là où les rayons de soleil ne pénètrent pas et où règne sans cesse l'obscurité profonde, savent que les yeux des Indiens, déshabitués de la lumière, perdent peu à peu leur acuité visuelle et s'éteignent. Mais les habitants de la forêt continuent à percevoir sans hésitation la forme et la couleur des objets, en approchant simplement d'eux les mains.

Ce point établi, comment, d'après (le D^r) FARIGOULE, s'exercerait la fonction extra-rétinienne ?

L'usage, sans cesse perfectionné, du microscope, nous a permis de connaître d'une façon précise la morphologie, la constitution matérielle des tissus animaux. Les anatomistes en ont découvert et décrit les éléments les plus minuscules. Notre illustre RANVIER, en particulier, a étudié la peau dans ses moindres détails. Il y a trouvé des milliers de terminaisons nerveuses, présentant quelques millièmes de millimètre de surface, auxquelles il a donné le nom d'ocelles et dans lesquelles il a vu les organes principaux de la sensibilité tactile. Le docteur FARIGOULE, lui, étudiant plus minutieusement encore leur structure, croit pouvoir affirmer qu'elles constituent, au surplus, un véritable, quoique infime organe visuel, avec une cellule réfringente formant cristallin, se prolongeant par une fibre nerveuse, véritable nerf optique.

La peau, dès lors, possèderait un « sens paroptique » ; elle pourrait percevoir les images et les transmettre au cerveau.

Seulement, ce sens imparfait dans sa nature intime même se serait chez nous endormi et atrophié, parce que infiniment inférieur à nos yeux, qui ont accaparé pour eux seuls la fonction. Il faut, pour le faire surgir à nouveau, le réveiller, donner au sujet une éducation spéciale.

La première expérience eut lieu à Nice, le 14 septembre 1918, sur un aveugle de guerre. On avait écrit un gros chiffre 4 sur une feuille de papier, qui fut placée dans un châssis sous verre. L'aveugle, éduqué par des efforts d'attention, mit quarante secondes à lire le chiffre, si l'on peut dire. avec son doigt. D'autres essais démontrèrent la possibilité, pour les aveugles, de distinguer les couleurs. Le docteur Farigoule publia, en 1920, le résultat de ses travaux, en un volume intitulé : *La Vision extra-rétinienne et le sens paroptique*, qui fut accueilli par un parfait scepticisme. Alors brusquement, il cessa ses essais.

Il les a repris plus tard et les résultats acquis sont troublants. Il les a placés sous le contrôle d'hommes qui ont l'habitude de l'expérimentation physiologique et qui se laissent difficilement tromper.

Les dernières expériences ont eu lieu à la clinique ophtalmologique de l'hôpital Cochin et son chef, le docteur CANTONNET, y a pris part avec nombre de médecins. D'autres essais ont eu lieu chez le professeur BOUGLÉ, de la Sorbonne ; et à l'Ecole normale supérieure, HENRI BERGSON, ANATOLE FRANCE, ALBERT GAZE y assistaient. Au total, soixante-dix tentatives ont été faites. Quatre n'ont pas donné de résultat, dit M. René MAUBLANC, qui les a toutes suivies, six ont donné des résultats douteux, les soixante autres ont parfaitement réussi.

Les yeux des sujets avaient été soumis à une occlusion totale : bandes de papier gommé placées en croix, épais bandeau, lunettes.

Il semble donc, après cela, que la cause soit entendue ? Attendez... A une séance de la *Société de biologie*, le professeur LAPICQUE, qui détient la chaire de physiologie à la Sorbonne, a lu la note suivante :

Ayant assisté, il y a deux ans, à une expérience instituée par l'auteur au laboratoire de psychologie physiologique de la Sorbonne, je dois conclure de la manière suivante :

Le sujet en expérience avait les yeux recouverts par un bandeau mal appliqué, permettant une vision normale oculaire ; la vision soi-disant paroptique n'était, dans cette expérience, autre chose que la vision oculaire de ce bandeau ; plusieurs constatations concordantes l'ont démontré.

A cette déclaration se sont associés plusieurs savants, qui avaient, eux aussi, assisté à la séance.

Mais cette appréciation remonte à deux ans. Suffit-elle à infirmer les témoignages contraires, nombreux et autorisés, recueillis depuis ?

*
* *

Sans nous prononcer sur une question encore si controversée, disons seulement qu'une expérience analogue à celle du Dr FARIGOULE (JULES ROMAINS, en littérature) fut tentée jadis et aboutit à un *fiasco* complet. Une Mlle PIGEAIRE fut autorisée à expérimenter, devant les membres de l'Académie de Médecine, son pouvoir de vision sans le secours des yeux. Mais elle voulait conserver sur les yeux son bandeau de coton non cardé et de taffetas, au lieu du masque de soie exigé par l'incrédule assemblée.

VELPEAU, en appliquant le bandeau-Pigeaire sur ses yeux, parvint, après un certain temps d'efforts et de contorsions de la face, à lire devant plusieurs personnes ; et GERDY devint plus habile encore dans le même exercice.

C'est à la suite de ces essais infructueux, que le Dr BURDIN, membre de la docte Compagnie, créa un prix de 3.000 francs, destiné à qui donnerait la preuve *de fait*, qu'on peut lire sans le secours des yeux, de la lumière et du toucher. Qui empêcherait M. JULES ROMAINS (*aliàs* Dr FARIGOULE) de concourir en vue de l'obtention de cette récompense?

L'OEil du Mort.

On a souvent exposé, dans la presse, ce cas troublant : « La rétine d'une personne qui succombe à une mort violente provoquée, fixe-t-elle, à l'instar d'une plaque photographique, la dernière image observée par le sujet ? » Plusieurs romanciers ont soulevé ce troublant problème et l'ont discuté, notamment J. CLARETIE, dans son roman, *l'Accusateur*.

Avant J. Claretie, Raoul de NAVERY, dans son roman, *Les Parias de Paris*, publié dans le 15ᵉ volume de l'*Ouvrier*, avait traité la même question.

Un peu plus tard, EDMOND LEPELLETIER y revenait, dans le *Médecin du Faubourg*, feuilleton paru dans le *Petit Parisien*, avec ce sous-titre suffisamment explicite : le *Secret de l'œil*.

Voici l'histoire qui a servi, semble-t-il, de prétexte à cette affabulation.

A la suite d'un fait-divers venu d'Amérique, et inséré dans un journal extra-médical, puis dans divers journaux de médecine, le docteur BOURION, de Darney (Vosges), adressait à la *Société de médecine légale*, en janvier 1869, une épreuve photographique portant la mention suivante :

Cette photographie, prise sur la rétine d'une femme ayant été assassinée le 14 juin 1868, représente le moment où l'assassin, après avoir frappé la mère, tue l'enfant, et le chien de la maison se précipite vers la malheureuse petite victime.

Le procès-verbal de la séance de la Société du 13 décembre 1869, indique que le Dʳ GALLARD fit circuler cette photographie à la séance du 8 février, avec cette mention : *Enigme de médecine légale*, et que personne n'en put deviner le sujet.

Le Dr VERNOIS, médecin de l'Hôtel-Dieu, fut chargé de faire un rapport sur la communication du Dr Bourion. Dans son rapport, qu'inséra le *Bulletin de la Société de médecine légale* (t. 1, 1869, 401), nous lisons :

Si la figure de l'assassin peut se perpétuer assez longtemps sur la rétine de la victime, on doit retrouver sur la rétine du chien, d'un lapin ou d'un chat les objets placés au-dessous de leurs yeux dans les derniers moments de leur existence.

Dix-sept expériences, exécutées avec la précision la plus rigoureuse, ne donnèrent aucun résultat.

Enfin, rappelait VERNOIS, quand on examine un malade à l'ophtalmoscope, le sujet vient de fixer ou de regarder un objet quelconque, et cependant l'observateur ne voit au fond de l'œil, que la surface rétinienne et rien sur la rétine.

L'éminent oculiste GALEZOWSKI fit, à cette occasion, des examens de même nature, et ses examens furent également négatifs. Le rapporteur ne pouvait donc que conclure négativement.

S'appuyant sur les données de la physiologie et de l'optique, il fit observer que la persistance des images sur la rétine ne dure que 32 à 35 centièmes de seconde, selon les uns, 13 centièmes, selon d'autres ; que, peut-être, selon des circonstances sollicitées, la nature de la couleur, le temps qu'a duré l'impression, la persistance de l'image peut durer quelques minutes, mais que, dans tous les cas, cette impression est très courte.

Dans la discussion qui suivit la lecture du rapport de Vernois, Giraldès et Devergie rappelèrent que la rétine, aussi transparente que le cristal de roche, devient opaque peu de temps après la mort, et que la première phase de la putréfaction se manifeste à l'œil. Guérard ajouta que tout le monde peut répéter cette curieuse expérience, à savoir que lorsqu'on regarde quelques instants un objet bien éclairé et que l'on ferme aussitôt les yeux, on voit s'éteindre très rapidement l'image, le tout au bout de quelques secondes, une minute au plus : il conclut, en conséquence, que *l'image d'un assassin sur la rétine de sa victime ne peut laisser aucune trace sur cette membrane, le crime eût-il été commis au grand jour.*

Devergie trouva que les conclusions du rapport de Vernois étaient formulées d'une façon trop absolue ; il préférait qu'elles fussent exprimées sous une forme plus dubitative, afin de ne pas engager l'avenir.

Nous ne sachions pas que de nouveaux faits soient venus infirmer les conclusions des experts de 1869.

Les Singularités de l'Œil, ou les Jeux de la Nature.

Le domaine du mystérieux s'étend bien au delà des bornes que lui assignent nos connaissances, et ses frontières seraient malaisées à délimiter ; aussi devons-nous, en y pénétrant, ne nous aventurer qu'avec d'infinies précautions ; si nous y rencontrons parfois la vérité, nous devons nous garder de prendre pour elle ce qui n'en est que le masque, car la mystification abonde en ces parages. Ne nous hâtons pas, surtout, de trouver étranges des faits que la science explique et qui ne paraissent merveilleux qu'aux ignorants ; surtout, si nous n'en trouvons une explication satisfaisante, ne les rejetons pas de parti-pris.

On a récemment relaté l'observation d'une enfant dans les yeux de laquelle se lisaient des chiffres parfaitement visibles et lisibles ; et l'on a aussitôt crié au miracle. Sans être fréquents, de pareils faits ne sont pas sans analogues.

Le Dr Deneffe (de Gand), a trouvé, sur les yeux d'une femme, deux nombres très finement gravés : 10 et 45. La fille de cette femme présentait aussi sur les deux yeux les mêmes chiffres, moins nets cependant et avec inversion : les chiffres de l'œil droit avaient passé sur l'œil gauche ! Cette particularité ne saurait être rapportée facilement à une disposition due au hasard des teintes de l'iris. On distinguait les chiffres, comme gravés par un artiste habile. En présence de cette singularité, M. de Parville se demanda si l'on avait déjà constaté des précédents et si le cas était unique. Un de ses lecteurs de Belgique, M. Astère Denis (de Verviers) lui signala un exemple analogue.

Un artiste peintre, âgé de soixante-quinze ans, écrit M. Denis, m'a raconté avoir vu, il y a au moins un demi-siècle, dans une loge foraine, à Verviers, un petit garçon de quatre ans et demi, ayant le cadran d'une horloge gravé dans chaque œil. Tandis que des chiffres arabes se réflétaient dans l'iris d'un de ses yeux, des

chiffres romains apparaissaient dans l'iris de l'autre œil.
Les chiffres et le cercle très nettement dessinés étaient
d'une belle couleur dorée ou cuivrée. On promenait cet
enfant de ville en ville et son barnum faisait de belles
recettes. Il annonçait dans son boniment que ce phénomène avait été présenté à S. M. Léopold Ier, roi des
Belges.

L'enfant montait sur une caisse, pour être plus
à la portée des spectateurs ; une femme promenait
une modeste chandelle devant ses yeux, pour mieux
éclairer l'iris... et l'on contemplait l'horloge, les
chiffres arabes et les chiffres romains.

D'autres observations du même genre peuvent
être jointes aux précédentes. Une des plus anciennes, et des moins connues, nous fut révélée par la
lecture d'un document inédit, daté de 1739, et se
rapportant au mariage d'une des filles de Louis XV
avec l'Infant dom Philippe. A cette occasion, on
présenta au roi, à la reine et à toute la cour, un
enfant âgé de cinq ans, né dans une petite ville
près de Lille, dans les yeux duquel se lisaient :
Lud. XV, gratia Dei Gall. et Nav. rex. « Ce fait,
relate le narrateur, est peut-être unique en son
genre ; on le regarda alors comme un prodige. »

Dans une lettre datée de Paris le 7 mai 1831,
écrite au célèbre Larrey par un docteur Potain,
n'ayant rien de commun que le nom avec le grand
clinicien qui mourut il y a quelques années, il est
question d'un phénomène sensiblement pareil au
précédent.

La petite Joséphine, âgée de six ans, portait dans
ses yeux, et circulairement autour de l'iris, « dessinés comme l'exergue d'une monnaie française »,

ces mots : *Napoléon empereur*, manifestement sé-
parés l'un de l'autre. C'est sur la surface de l'iris,
qui était d'une teinte bleu azurée, que l'on voyait se
détacher en lettres blanches, « et d'un brillant
qui leur donne beaucoup de ressemblance avec
l'émail », les caractères formant les exergues dont
nous venons de parler.

Enfin, nous ne rappellerons que pour mémoire,
le cas de cette fillette de quatre ans, née dans l'île
de Tudy, à la pointe du Finistère, qui portait, dans
la cornée de l'œil gauche, un peu au-dessous de
la pupille, et dans le sens horizontal, le numéro
22,4. De nombreux médecins et ophtalmologistes
examinèrent, à l'époque, le sujet, mais les avis furent différents, relativement à la cause du phénomène : les uns, n'y voyant qu'un stigmate analogue aux fruits, végétations, taches vineuses, etc.,
provenant d'une impression reçue par la femme
dans l'état de grossesse ; d'autres, l'attribuant à une
certaine disposition des cryptes iriennes qui, limi-
tées par des travées fortement saillantes, donnent
une série d'ombres, suffisamment foncées pour que
leur ensemble représente des chiffres.

*
* *

Mais, à côté de ces singularités dans la constitution de l'œil, il y a des anomalies de la vision
non moins déconcertantes. Persuadés que la nature
supplée, dans une certaine mesure, à un organe
absent, par le développement d'un autre organe,
d'aucuns ont cru que le nez pouvait, dans des circonstances données, suppléer l'œil ; qu'on pouvait,

en d'autres termes, voir par le nez. C'est ainsi qu'un auteur ancien assure gravement avoir vu un aveugle se servir de son nez pour discerner les objets. « Il avait perdu un œil en bas âge et était devenu borgne. Plus tard, tombé d'un cerisier, il s'était déchiré les deux paupières et toute la région avoisinant le côté sain. Les médecins qui donnèrent les premiers soins furent convaincus que le globe avait été arraché par le traumatisme; la cicatrisation mit un an à se faire. Au bout de ce temps, le malade aperçut, par l'ouverture du nez, la couleur du gazon ; puis, cinq ou six ans après, il distinguait tous les objets avec le nez faisant fonction d'œil, mais en regardant en bas seulement ; en regardant en haut, la vision n'était pas possible. »

Un autre cas, cité par le docteur MASSON (de Lyon), n'est pas moins troublant. Un malade, à qui il ne restait qu'un œil, l'autre ayant été énucléé, quand on pratiquait l'occlusion aussi hermétique que possible de l'œil resté sain, prétendait percevoir la lumière par le nez ; mais les détails des objets lui échappaient. On essaya d'expliquer la chose, on parla d'esprits d'animaux, la solution ne fut donnée que longtemps après, par KÉPLER : l'illustre astronome déclara qu'il y avait eu erreur d'observation ou supercherie, et tout le monde scientifique en tomba d'accord.

*
* *

C'est aussi à la supercherie qu'il semble qu'on doive rapporter le cas de *vision par la peau*, comme celui que le docteur LANNOIS a été à même d'observer. Chez une hystérique de son service d'hôpital, le maître lyonnais était occupé à étudier la sensibilité cutanée : il ne fut pas peu surpris, ayant posé, sur la partie antérieure de la cuisse de la malade, une pièce d'un franc, d'entendre la névropathe, dont les yeux étaient soigneusement obturés par la main d'un aide, s'écrier : « C'est blanc ! » L'application d'une pièce d'or provoqua cette réponse : « C'est jaune ! » ; et celle d'une pièce de dix centimes : « C'est rouge et noir ! » Deux fois l'expérience fut reprise et les deux fois avec le même résultat. Ce n'est que longtemps après que l'on découvrit la mystification ; vivement admonestée, cette malade, après avoir avoué qu'elle avait servi autrefois de sujet à un médium, pour des séances d'hypnotisation, confessa qu'elle avait voulu se « rendre intéressante ».

Une autre, qui prétendait lire à travers les corps opaques, fut également démasquée.

Plus récemment, un individu se disait capable de lire d'un seul coup une page de tel livre qu'on lui présenterait. Cette aptitude particulière avait commencé à se manifester vers la trentième année et elle s'était perfectionnée au fur et à mesure que le sujet avançait en âge. Cet homme avait une intelligence au-dessus de la moyenne et une mémoire prodigieuse. Voici l'explication qu'en a fournie le médecin qui a observé cette singularité.

La région maculaire de l'œil droit ayant été détruite accidentellement, à la suite d'une lésion, la vision de l'œil gauche s'était développée et, grâce à un exercice long, inconscient et forcé, la partie saine de la rétine droite fut éduquée à un tel degré, qu'elle devint capable de recevoir et de transmettre au cerveau l'image de toute la page, sauf celle de la partie correspondante à la portion centrale détruite.

Mais le plus extraordinaire, peut-être, de ces « voyants » est cet enfant qui voit avec ses yeux comme avec des rayons X, et qui a pu diagnostiquer un grand nombre de fractures et de corps étrangers, qui avaient échappé aux moyens habituels d'exploration. Mais là, semble-t-il, il s'agissait d'une hyperesthésie de la vision, dont on n'a signalé que de très rares exemples.

Il n'a pas froid aux yeux.

D'où vient cette expression d'un usage si commun ?

Cette locution, qui est passée dans le langage vulgaire, pour désigner des personnes non timorées, puisque l'on dit d'une personne courageuse qu'elle « n'a pas froid aux yeux », exprime, dans le langage médical, la sensation qu'éprouvent beaucoup de personnes après des fatigues prolongées des yeux.

La sensation inverse est, d'ailleurs, aussi accusée quelquefois, mais on la met, en général, sur le compte des larmes ; on dit : « Les larmes me brûlent les yeux. »

Il a le mauvais œil.

Van Helmont, ayant affirmé qu'il était possible de tuer un animal par l'intensité du regard (*oculis intentis*), Rousseau, le naturaliste, répéta cette expé-

rience en Orient et tua ainsi plusieurs crapauds.
Quand il refit plus tard, à Lyon, la même expérience, il arriva que l'animal, sentant qu'il ne pouvait s'échapper, fixa lui-même Rousseau avec une
telle intensité, que celui-ci s'évanouit et qu'on le crut
mort. On le ranima avec de la thériaque et de la
poudre de vipère, remède héroïque s'il en fut !

Voilà, sans doute, l'origine de la croyance populaire si répandue, que l'œil du crapaud exerce une
influence mystérieuse; et l'origine, aussi, de ce qu'on
nomme le « mauvais œil » (1).

Les « Jeteux de sorts ».

Il faut en prendre son parti : en dépit des progrès de la science, des bienfaits de la civilisation,
les superstitions les plus étranges comptent toujours des adeptes, et des adeptes fanatiques, à en
juger par le récit du drame qui naguère se passa
dans une petite ville de Belgique.

Un ouvrier houilleur avait le plus jeune de ses
enfants, âgé de deux ans et demi, très malade, sans
qu'on pût deviner la cause du mal. La rumeur publique accusait la femme d'un autre houilleur
d'avoir jeté un sort sur le baby ; les parents de
celui-ci ajoutant foi à ces ragots, attirèrent la pré-
tendue sorcière dans un guet-apens et, se jetant sur
elle, la martelèrent de coups de bûche : la malheureuse dut être transportée à l'hôpital en fort piteux
état.

Cette croyance aux sorts est un legs ancestral.

(1) *Les côtés obscurs de la nature*, par Mrs. CROWE, 307.

On la retrouve encore vivace à peu près dans tous
les pays du monde.

*
* *

Pour détourner le « mauvais œil », les mères
égyptiennes laissent leurs enfants dans la plus repoussante malpropreté, afin que personne ne soit
tenté de leur porter envie. Certains bouchers du
Caire n'étalent jamais leur viande, dans la crainte
qu'un passant ne lui jette un œil de convoitise,
qui rendrait son usage funeste à ceux qui en con-
sommeraient. On prétend, d'autre part, que quand
les Egyptiennes se regardent dans un miroir, elles
prononcent certaines paroles de conjuration, afin de
ne pas se fasciner elles-mêmes.

Un ministre d'Allemagne en Chine a relaté naguère que, dans le Céleste Empire, tout individu
qui a les yeux et les cheveux clairs, devient, par
le fait même, des plus suspects : les enfants qui
jouent sont rappelés en hâte au logis, si un de ces
individus rôde autour d'eux. Afin de préserver les
garçons de ces fâcheuses conjonctures, les Chinois
les habillent en filles, « car ils supposent qu'il n'y
a pas d'esprit qui s'abaisse jusqu'à prendre souci
d'une aussi pauvre créature qu'une fille ».

*
* *

Dans l'Hindoustan, les Européens appellent *toqueillade* ce prétendu privilège qu'ont certains Indiens d'affecter par leurs regards les objets qu'ils
fixent, et de déterminer ces objets à se modifier à

leur gré. Mais chacun de ces demi-sorciers n'atteint pas tous les objets indifféremment avec sa vue : les uns, par exemple, tuent les poules en les regardant ; d'autres rendent les gens malades ; d'autres mettent en mouvement telle ou telle passion, inspirent subitement la colère ou la jalousie, la gaieté ou la tristesse ; enfin, il y en a qui d'un coup d'œil renversent les arbres et leurs maisons (1).

*
* *

Dans la pittoresque relation de son *Voyage en Espagne*, la comtesse d'Aulnoy a conté une anecdote assez plaisante, se rapportant à cette curieuse superstition.

Elle rencontra, un jour, « une manière de bourgeoise, assez jolie », qui portait son enfant sur les bras ; il était d'une maigreur affreuse et avait « plus de cent petites mains, les unes de jais, les autres de terre ciselée, attachées à son col et sur lui de tous les côtés. Elle demanda à la mère ce que cela signifiait ; il lui fut répondu que cela « servait contre le mal des yeux ». Et, comme elle réclamait des explications : « Vous saurez, madame, si cela vous plaît, qu'il y a des gens, en ce pays, qui ont un tel poison dans les yeux, qu'en regardant fixement une personne et particulièrement un jeune enfant, ils le font mourir en langueur. » La comtesse dit ensuite avoir vu un homme qui avait un « œil malin » — c'est l'expression dont on se servit — et comme il faisait du mal, lorsqu'il regar-

(1) *Magasin pittoresque*, 1844, 162.

dait de cet œil, on l'obligea à le couvrir d'une grande emplâtre (*sic*). Pour son autre œil, il n'avait aucune malignité, mais il arrivait quelquefois qu'étant avec ses amis, lorsqu'il voyait beaucoup de poules ensemble, il disait : « Choisissez celle que vous voulez que je tue » ; on lui en montrait une ; il enlevait son emplâtre, il regardait fixement la poule et, peu après, elle tournait plusieurs tours, étourdie, et tombait morte.

C'est une historiette à peu près analogue, dont le duc de Rivas, ministre de Russie, à Naples, fut l'involontaire héros, et qu'il raconta au chevalier de Cussy, de qui on la tient.

Dans la rue, le diplomate russe rencontre un joli enfant sur les bras de sa mère ; il s'en approche et lui fait une caresse. Dix minutes après. repassant par cette même rue, il aperçoit une foule compacte. Que se passe-t-il ? Au centre, est la mère de l'enfant qu'il a caressé tout à l'heure et qui vient d'être pris de convulsions ; la mère crie à tue-tête qu'un *jettatore* l'a touché et que, jusque-là, il avait toujours été bien portant. Le duc, redoutant les suites que, malgré sa situation, cette affaire pouvait avoir pour lui, s'empressa de s'éclipser.

*
* *

En Italie surtout, et plus spécialement à Naples, l'on est convaincu que certains sujets sont doués de vertus malfaisantes. Un poète napolitain a composé tout un livre sur la *jettatura* ; il y prétend prouver que la faculté de porter malheur, par les paroles ou par le regard, est des plus réelles et des moins contestables.

Mais direz-vous, comment reconnaître le *jettatore* ? Le professeur PITRÉ, de Palerme, nous en fait un portrait tel qu'il n'y a pas moyen de s'y méprendre.

Il a toujours le visage maigre et de couleur olivâtre, les yeux petits et profondément enfoncés, le nez long et crochu, le cou très long aussi. Dès qu'on l'aperçoit, il faut se prémunir contre lui, et des précautions ne sont pas inutiles, si son nom vient seulement à être prononcé près de vous.

Vous voilà dûment prévenus.

*
* *

Quelque incroyable que le fait paraisse, des hommes d'une intelligence supérieure ont cru à la *jettatura* : un archevêque de Tarente était du nombre. Un jour qu'on lui annonçait le duc CAMPOMELE, célèbre *jettatore*, que le roi FERDINAND n'osait inviter à sa chasse, de peur qu'elle ne réussît point, le prélat, faisant dire qu'il était sorti, se hâtait de se lever, quand, dans sa course précipitée, il alla heurter du nez contre la porte de l'appartement. « Ne vous l'avais-je pas dit, s'écria-t-il, en riant, que le duc est un *jettatore* ? »

Les Papes PIE IX et LÉON XIII passaient également pour posséder une influence maléfique. Le maëstro OFFENBACH était non moins redouté : THÉOPHILE GAUTIER n'imprima jamais le nom du célèbre maëstro dans ses comptes-rendus, par crainte

de représailles. Henri Heine partageait la même
croyance à l'égard du ·compositeur Bellini.

Voulant nous enquérir si les « jeteux de sorts »
pratiquent toujours leur industrie, nous nous sommes adressé à divers confrères exerçant en province,
et nous avons recueilli des informations qui ne
laissent aucun doute sur la survivance de ces né-
fastes coutumes.

Le docteur Charles Vidal, de Castres, entre autres, nous a révélé que, dans un village situé à une
dizaine de kilomètres de cette ville, nombre de paysans sont persuadés qu'il ne faut pas peser les
nouveau-nés, parce que « ça leur fait jeter un
sort ! » Un agriculteur vint un jour consulter le
docteur pour une bronchite chronique ; n'arrivant
pas à guérir, malgré tous les remèdes dont il avait
usé, rien ne put lui ôter de l'idée qu'un de ses ennemis l'avait ensorcelé.

Une autre fois, on vint chercher le docteur Vidal
pour un enfant de quatre ans et demi qui, tous les
soirs à dix heures, se dressait sur son lit et, dans
cette position, les yeux hagards, le visage contracté
de terreur, se mettait à crier ; il suffisait de l'enlever du lit pour que la crise cessât. Cet enfant
n'avait aucune maladie apparente, ne buvait pas
de spiritueux, mais « à peine un peu de vin coupé
d'eau, et très rarement du café ». C'était, apparemment, la cause de ses terreurs nocturnes. « Vous
n'y êtes pas, répliqua le père, interrogé à ce propos ; l'enfant est tourmenté par l'esprit d'un ascen-

dant décédé, qui réclame des prières. » On fit une neuvaine, et jamais plus depuis l'enfant n'eut le moindre malaise. Nombre de gens sont, en effet, persuadés que, s'ils sont victimes d'un sort, seul le curé de la paroisse peut les en débarrasser.

*
* *

Le Dr HAMONIC nous a cité le fait suivant, qui se passe de nos jours dans un pays riverain du Lot.

Chaque fois qu'une sorcière d'un village voisin, bien connue par ses maléfices et dont tout le monde a soin d'éviter le regard, se déplace et se rend dans le susdit endroit, un enfant tombe malade, et, dès que la mégère se retire, le petit sujet guérit comme par enchantement.

Il paraît que rien n'annonçant la venue de la sorcière, il est impossible d'invoquer, dans l'espèce, une action suggestive. Dans la région, on interprète le fait par le *mauvais œil*, autrement dit par une irradiation mystérieuse, partie de la pupille de la méchante femme, qui n'est en somme qu'une *jettatore*.

Dans le même ordre de faits, la mère de notre confrère lui conta avoir assisté à une scène que, dans son scepticisme pour toutes les choses de sorcellerie, elle n'interprétait que par un sourire.

Un tout jeune enfant tombe subitement malade. Tout de suite, on accuse le *mauvais œil*. Mais il s'agit de connaître la source d'où il émane et la personne responsable. Pour arriver à ce but, une voisine suggère un moyen infaillible. Elle met, sans les compter, une poignée d'aiguilles dans une casserole remplie d'eau, qu'elle place sur le feu, dans la cuisine *très sombre* des parents de l'enfant.

A peine l'ébullition se produit, qu'arrive toute essoufflée la sorcière de l'endroit, stimulée par les violentes piqûres des aiguilles vengeresses. Sans se soucier de l'obscurité presque complète de la pièce, elle *va droit* au récipient qui la gêne et qu'elle se garde, comme si elle le connaissait, de confondre avec ceux qui, sur le même fourneau, sont dans son voisinage. Elle le retire violemment du feu, consentant à annuler son sortilège à condition qu'on cesse de la faire souffrir. Bien entendu, l'enfant entra aussitôt en convalescence.

La croyance à l'action du mauvais œil sur les animaux est encore actuellement répandue dans beaucoup de campagnes de France. Dans une communication faite en 1903, au Congrès des Sociétés Savantes de Bordeaux, l'abbé CAMILLE DAUX rapporta que, dans la paroisse de Tissac, commune de Cazès-Mondenard (Tarn-et-Garonne), certain villageois a la réputation de faire perdre le lait aux vaches, rien qu'en les fixant d'une certaine façon. Quand le fait est constaté, on va quérir l'individu et, d'un simple regard, après promesses, menaces ou récompense, il fait cesser cette stérilité.

Pour se préserver du *mal'occhio*, il est recommandé : 1° d'éviter de rencontrer le regard direct du *jettatore* ; 2° de mettre la main derrière le dos, en repliant pouce, annulaire et médius, pour étendre l'index et l'auriculaire : ce sont les cornes (Étrusques).

On peut aussi faire la *figue*, geste insultant, qui consiste à mettre le pouce entre l'index et le médius.

En Calabre, l'homme saisit furtivement et serre son membre viril. La femme, entr'ouvrant sa chemisette, crache sur ses mamelles et dit : *Ppou !*

Les cornes d'argent, le corail, les petites mains, amulettes devenues breloques pour chaînes de montre, sont de bons préservatifs. Il faut y ajouter les monnaies et médailles percées, les rubans noués au bras des enfants et les coquilles forées (préhistorique). Les pointes de flèche sont plutôt efficaces contre la foudre. Un épi de blé de Turquie rouge, pendu à la cheminée, de la peau de blaireau dans le harnachement des bêtes de somme, écarteront les mauvais sorts.

*
**

A la fête de saint Martin, toute la décoration, dans la maison où l'on fait bombance, est cornue. Les vases sont entourés de cornes, de même que les lampes et les plats de fruits. Des guirlandes de cornes ornent les murailles.

On croit que les chapelets de phallus, trouvés à Pompéi et ailleurs, étaient des amulettes préservatrices. Observons que phallus, doigts ou cornes forment des pointes, vrais paratonnerres destinés à faciliter l'écoulement du fluide pernicieux.

*
* *

Les Indiens, pour prévenir les effets de la *toqueillade*, suspendent des amulettes au cou de leurs enfants et des animaux. Ces amulettes sont d'acier, de laiton, d'or ou d'argent ; elles sont peu épaisses, de forme triangulaire, et chargées de figures d'idoles. Leur vertu consiste à arrêter l'œil du sorcier et à lui ôter la faculté de regarder au delà. Afin de garantir les champs, les jardins, les maisons de la funeste influence de la « toqueillade », on place sur des piques des vases de terre, blanchis avec de la chaux et mouchetés de taches noires.

*
* *

Le docteur HENNIG a publié un dessin d'amulette étrusque, destinée à paralyser le mauvais sort. On y distingue des coquillages, des dessins de feuillages gravés sur des ossements en triangle, des têtes de bêtes à cornes et des mains aux doigts fermés.

Mais l'œil lui-même fut, de toute éternité, le palliatif le meilleur du danger. On le trouve sur des boucliers romains ; on le trouve, en Égypte, sur des divinités qu'un œil symbolique domine ; on le trouve sur des boucliers mexicains, et aussi sur des proues de navires. Sur certaines amulettes, découvertes à Pompéi et à Herculanum, on voit un œil unique, entouré d'éléphants, de serpents, de scorpions, animaux qui passent pour avoir des vertus particulières contre les jeteurs de sort (1).

Cette croyance à l'influence maléfique de certains individus, et qu'on a de tout temps combattue par des formules, des talismans, ou des gestes destinés à la conjurer, n'est-elle pas une de ces superstitions ancestrales qui se continuent d'âge en âge, malgré l'apparent triomphe de la science et du progrès ?

Le Mauvais Œil dans une peinture flamande.

A l'Exposition d'art ancien des Flandres, à Gand (1913), figurait un retable d'autel peint, avec encadrement sculpté et doré, appartenant à M. DE MOTTE, de Paris, et attribué à l'école hispano-flamande du xv⁰ siècle.

Il comprend dix panneaux ; le 2ᵉ, à partir de la gauche des quatre de la rangée inférieure, représente un prêtre auréolé (un saint ?), disant la messe. C'est au moment de l'élévation ; un enfant de chœur avec sonnette et deux autres personnages, tous trois tonsurés, sont à gauche du prêtre ; le quatrième, non tonsuré, est à sa droite.

Au-dessus de la table d'autel, il y a un tableau représentant les attributs de la Passion : un Christ

(1) *Journal*, 17 nov. 1911.

embrassant une colonne, trois clous, une échelle, une pioche, trois pièces de monnaie, un dé, etc.

Au milieu, deux visages se regardent : à n'en pas douter, il s'agit de JUDAS, donnant le baiser de la trahison au Christ. Mais, au-dessus de ces deux têtes, l'artiste a peint un *poing droit, coupé et fermé, le pouce entre l'index et le médius.*

Quelle est la signification de cette main au geste bizarre ? Parmi les attributs de la Passion, représentés sur un tableau de la même époque, on ne voit pas cette main. Le Dr LAMS, qui nous a transmis les détails qu'on vient de lire, se demande s'il s'agit là d'un geste destiné à préserver du mauvais œil, ou si c'est un indice de trahison ? Les deux hypothèses sont, également, plausibles.

Le vertu curative des Larmes.

Depuis que SCHUBERT l'a mis en musique, l'éloge des larmes n'est plus à faire. Pourtant, nous ne connaissions pas encore toute leur puissance. Les larmes ne sont pas seulement touchantes ; elles sont antiseptiques. Elles agissent sur les microbes, autant que sur les cœurs.

Le docteur LINDHAL, de Copenhague, a découvert qu'elles constituaient un poison mortel pour les bacilles de certaines tumeurs, bien qu'elles soient sans effet sur les bactéries, probablement moins sensibles, de la pneumonie infectieuse. BERNARDIN DE SAINT-PIERRE eût admiré une fois de plus la bonté de la Providence, qui a mis le remède à côté du mal et fait naître de la souffrance les pleurs qui la soulagent.

Le docteur Lindhal s'est livré à diverses expériences, d'où il résulte que les larmes doivent être employées fraîches et à l'état natif. Conservées et refroidies, ou même artificiellement réchauffées, elles n'ont plus d'action thérapeutique. Toute leur vertu réside dans leur constitution naturelle.

Ce n'est pas la première fois, au surplus, qu'il est parlé de la vertu curative de larmes et il nous souvient d'une gracieuse légende, qu'aimait à conter le vicomte de Vogüé, et qui sent bien son parfum d'Orient.

Un prince indien était devenu aveugle. Les plus fameux médecins, appelés en consultation, désespéraient de le guérir, lorsqu'un vieux brahmine s'enhardit à dire qu'il connaissait un remède à ce mal incurable. Comme on se moquait de lui, le vieux brahmine réunit tous les malheureux de l'empire et recueillit leurs larmes. Il lava avec ces larmes les yeux du prince aveugle ; « et, tout aussitôt, la douce lumière du ciel lui fut rendue ».

A côté du fait légendaire, écoutez cette véridique histoire.

Quand Fourcroy et Vauquelin se mirent à étudier la composition chimique des larmes, ils se procurèrent une quantité d'humeur lacrymale suffisante pour l'analyse, en stimulant la membrane muqueuse du nez avec des corps âcres, ou en l'irritant mécaniquement. Mais la nature leur vint en aide et facilita singulièrement leur tâche : les deux chimistes relatent que plusieurs personnes aux yeux sensibles, surtout par le froid, eurent la patience de recueillir, dans un petit vase de verre, le précieux

liquide, au fur et à mesure qu'il s'écoulait ; des
sujets atteints de larmoiement apportèrent également leur tribut ; et Fourcroy et Vauquelin pu-
rent ainsi démontrer que les larmes se réduisaient
à un fluide aqueux, tenant quelques sels en disso-
lution et du mucus en suspension.

Cela nous remet en mémoire ces vers, jadis parus
dans une revue de gynécologie :

> Quand perle une rosée entre les cils soyeux,
> T'enlaçant tendrement, je baise, tout joyeux,
> Sur ta peau de satin, le ruisseau de ta peine...
> Tes larmes ! je les bois avec mysticité,
> Car on recommanda, depuis une quinzaine,
> Le chlorure sodique à ma faible santé.

Ce n'est pas le seul poète qu'aient inspiré les
larmes. Voici des vers qu'on nous dit détachés du
Chemin du rire, dont nous ignorons l'auteur :

> Vauquelin et Fourcroy les ont analysées.
> Ils ont trouvé dedans du sel et du mucus...
> Mes amis, qu'en eût dit Horatius Flaccus ?
> Le mucus florissant dans les âmes brisées !
> Combien Horatius en eût fait de risées !
> Ils ont trouvé dedans du sel et du mucus.
> Quand les anciens pleuraient sur l'amour de leurs mies,
> Les pauvres vieux versaient... ils ne savaient pas quoi.
> Grâces à Vauquelin, et grâces à Fourcroy,
> Nous connaissons à fond nos paupières blêmies ;
> Mais les pauvres anciens n'avaient point nos chimères,
> Ils ont toujours pleuré sans jamais savoir quoi.
> Quand on souffre ou qu'on est ému, lorsque l'on boude,
> Une chose, pour nous, affaiblit le souci,
> Et c'est évidemment ceci :
> Pour que mon cœur brisé se referme et se soude,

Combien vais-je verser de bismuth et de soude ?
Cette réflexion égaye le souci.
Les anciens poursuivaient de bien maigres chimères.
Ils étaient ignorants et nous sommes complets ;
Ils savaient de combien d'affronts et de soufflets,
D'espoirs guerriers déçus et de hontes amères,
Etaient faits des pleurs d'hommes... O les belles misères!
Ils étaient ignorants, et nous sommes complets.
Nous connaissons le fort et le faible des larmes,
Nous connaissons le sel, le mucus, le bismuth ;
Et nous avons appris que menteur est le luth,
Quand il vient nous chanter que les pleurs ont des char-
Scientifiquement, nous ne rendons les armes   [mes.
Qu'au mucus, à la soude, au sel et au bismuth.

*
* *

Enfin, dans un sonnet de A. de MUSSET, publié
par Ed. FOURNIER, dans son feuilleton de la *Patrie*,
et reproduit par la *Gazette anecdotique* du 28 février 1877, nous cueillons ces deux stances, dont
J. RICHEPIN semble s'être inspiré, dans sa pièce des
Blasphèmes :

Je vous dirai : sachez que les larmes humaines
Ressemblent dans nos yeux aux eaux de l'Océan ;
Qu'on n'en fait rien de bon en les analysant ;

Et quand vous en auriez deux tonnes toutes pleines,
En les laissant sécher vous n'en aurez demain
Qu'un méchant grain de sel dans le creux de la main.

Le Larmoiement volontaire.

Le Dr FÉLIX REGNAULT a vu, à l'étranger, une
petite fille que ses parents, concierges d'un musée,

avaient chargée d'accompagner les visiteurs parmi
les salles. Tout à coup, elle éclata en sanglots et
se mit à raconter à notre confrère toute une histoire, dont la conclusion était que, si elle ne rapportait pas à ses parents une pièce d'argent, elle
serait battue. F. Regnault apprit, par la suite,
qu'elle avait l'habitude de jouer la même comédie
auprès des visiteurs de ce musée.

SAINT-SAËNS a rapporté avoir été témoin de faits
analogues. Il y aurait donc, chez certaines personnes, une aptitude au *larmoiement volontaire*.

D'après LIONEL DAURIAC, ce n'est pas par l'action
de leur simple volonté que ces personnes pleurent,
mais par l'intermédiaire d'images représentatives :
elles se représentent l'état qu'elles désirent reproduire. Pour M. PAUL FAREZ, elles peuvent aussi
évoquer le souvenir de quelque évènement doulou-
reux qui leur a arraché des larmes, revivre cet évènement dans leur imagination et susciter ainsi de
vraies larmes. Enfin, s'il faut en croire le Dr Bé-
RILLON, on peut aussi provoquer les larmes chez
les animaux : pour faire pleurer une vache, il suffit
de battre son veau sous ses yeux. Mais ceci, dirait
KIPLING, est une autre histoire.

*
* *

Le Dr CULLERRE, le maître psychiatre, a traité
la même question (1) avec la compétence que tout
le monde lui reconnaît.

(1) *Les Enfants nerveux*, par le Dr CULLERRE, 200-201.

Les petits filles, écrit notre distingué confrère, aiment tant à pleurer que Dupanloup dit en avoir connu qui allaient pleurer devant un miroir, pour jouir doublement de leur état.

Il y a des jeunes filles, des femmes et même des hommes qui, par un besoin d'attendrissement, en quelque sorte organique, vont, pour fondre en larmes, se planter devant la photographie d'un absent ou d'un mort regretté. C'est Michelet qui a remarqué que personne plus que Saint Dominique n'eut le don des larmes, qui s'allie si souvent au fanatisme et à l'insensibilité foncière.

Ces douces larmes, « compagnes de la volupté », comme les appelle Jean-Jacques, sont comme ces appareils de grand deuil dont l'étalage est nécessaire à certaines femmes, pour s'entretenir dans une douleur légitime, tant elles sont peu sûres de leurs véritables sentiments.

Et le Dr Cullerre donne un exemple illustre de ce besoin paroxistique de verser des larmes sans cause.

La Duchesse d'Orléans, fille de Louis XIV et de Madame de Montespan, avait un appartement au couvent de Montmartre, où elle se réfugiait quelquefois pour pleurer. Cette princesse, écrit Soulavie, était de son naturel une grande pleureuse ; les larmes soulageaient tellement ses douleurs que la duchesse de Sforce, sa confidente et sa meilleure amie, ne manquait jamais, quand elle la voyait accablée par des vapeurs tristes qui la tourmentaient, de lui raconter des choses plus tristes encore, afin de provoquer des pleurs et de lui rendre peu à peu la tranquillité (1).

(1) *Mémoires du maréchal de Richelieu.*

Les Larmes au Théâtre.

Il y a quelques années, un jeune psychologue, PIERRE MORHANGE, candidat à l'agrégation de philosophie, publiait, dans la revue de JANET et DUMAS (*Revue de Psychologie* (1), organe de la Société de Psychologie et de celle de Psychiatrie), un travail des plus attachants sur la *larme volontaire de l'artiste dramatique*.

Pierre Morhange s'est demandé comment pleurent les artistes dramatiques et le mécanisme employé par eux, pour se rendre en quelque sorte maîtres absolus de la fonction lacrymale, qui est habituellement réflexe. Il a étudié comment ils en commandaient l'action à un instant très précis et pour un temps limité. A la suite de ses recherches, il a divisé les comédiens en deux catégories très nettes : la première, comprenant ceux qui ont la faculté d'oublier qu'ils jouent la comédie et qu'ils mentent ; en d'autres termes, ceux qui, s'infusant intégralement dans la « peau » de leur personnage, subissent avec un réalisme intense, avec un pathétique sincère, les émotions et les passions que leur rôle leur assigne : les larmes qui coulent alors des yeux des acteurs sont aussi naturelles et aussi peu étudiées que la douleur qu'ils subissent et qu'ils ne « jouent » même plus.

Ces gens-là pleurent comme tout le monde et la physiologie n'a rien d'absolument neuf à glaner en les interrogeant : la sécrétion lacrymale est, chez

(1) *Journal de Psychologie*, 15 janvier 1922, 55.

eux, un réflexe banal, bien connu et bien décrit dans les traités classiques.

La deuxième catégorie de comédiens qui pleurent en scène est infiniment plus intéressante pour le physiologiste. En vertu de la technique de leur art, ces artistes dramatiques pensent qu'il ne faut pas que l'acteur s'abandonne, en scène, à la sensibilité. Il faut qu'il la gouverne et la dirige, la calcule, l'étende ou l'inhibe, la projette soudain avec l'intensité nécessaire, ou la freine tout à coup au gré de sa volonté.

Aussi la larme, expression symbolique de l'émotion, n'est pour eux qu'un instrument, un accessoire de premier ordre, dont ils se servent pour souligner leur jeu.

La larme coulera, si l'artiste le permet ; ou, bien mieux, quand l'artiste le voudra. C'est la vieille idée de DIDEROT, dans son fameux « Paradoxe sur le comédien ».

Arbitrairement, à un moment donné, le comédien parfaitement maître de lui, maître aussi de son public, ouvrira les vannes de ses larmes, influençant ainsi, de façon magistrale, le mécanisme physiologique des glandes lacrymales.

GEORGES BERR, sociétaire du Théâtre-Français, a écrit à ce sujet à M. Pierre Morhange :

Il m'est arrivé de verser, en scène, des larmes qui ne me contentaient point, elles étaient involontaires.

J'avais ainsi « dépassé » (*sic*) ma sensibilité, et je n'étais plus dans cet état de surveillance intérieure, indispensable au bon comédien... Cette surveillance intérieure ne doit pas paralyser l'émotion, mais tout simplement la régler, car il ne suffit pas à une émotion d'être ressentie pour être communicative.

Les larmes ne nuisent pas : on peut même les provoquer et verser les larmes utiles dont parle D'ANNUNZIO, mais il ne faut pas se laisser submerger par elles.

SUZANNE DESPRÉS, que le psychologue surprit sortant de scène, après avoir vécu, avec une sauvagerie frénétique et torturante, le deuxième acte du drame d'IBSEN, *Maison de Poupée*, lui dit, pour justifier les larmes vraies, encore visibles par les sillons du fard qu'elles avaient délayé :

L'émotion que vous m'avez vue en scène est véritable. Je suis encore accablée de mon effort... Croyez-le bien, je souffre autant que Nora, chaque fois que je joue dans *Maison de Poupée*. Il m'arrive de jouer trois ou quatre cents fois mes rôles. Il en est où il est inscrit de pleurer. Si mes larmes ne viennent pas seules, du fait de mon émotion... tant pis, je me contente du masque de la douleur. Je suis incapable d'artifices et je condamne de tels moyens... Mais les larmes viennent presque toujours. Et je sens que ce qui renouvelle chaque soir mon émotion, donc mes larmes, c'est le renouvellement du public ; je veux que mes spectateurs soient profondément touchés de ma douleur, qu'ils en gardent un émouvant souvenir : c'est pourquoi ma douleur me « surexcite » et je pleure... Je pleure...

Et la grande artiste ajouta, sans aménité, qu'elle savait les autres artifices employés par ses collègues ; elle jugeait sévèrement, entre autres, le plus classique : regarder longuement la lampe électrique en la fixant intensément ; et elle finit en disant que d'aucuns utilisaient même l'oignon et les liquides lacrymogènes.

MADELEINE ROCH, LINE NORO (du Théâtre du Vieux-Colombier), ont parlé comme Suzanne Després.

MAXIME LÉRY (de l'Odéon) affirme « vivre son rôle et pleurer avec lui ». RÉGINA CAMIER dit de même : « Lorsque j'interprète un rôle, mes efforts sont tendus à le vivre, et les larmes viennent alors naturellement avec la situation. »

Pierre Morhange chercha ensuite les partisans et exécutants de la seconde méthode : le pleurer artificiel, commandé, voulu et non senti, provoqué par de véritables trucs. PAUL MOUNET eut la franchise d'avouer qu'il était de ceux-là.

C'est mal à un acteur d'être vaincu par ses larmes, de pleurer comme n'importe qui, un apothicaire ou un boucher... Il faut « travailler ses larmes... ».

Certes, quand on est dans sa loge, qu'on étudie son rôle, on peut se laisser aller ; mais, en scène, c'est autre chose...

D'ailleurs, je prétends qu'au bout de plusieurs représentations on ne peut plus pleurer que par artifice... Qu'est-ce qu'un comédien qui ne pourrait pleurer artificiellement ?

Quand on sait, par ailleurs, que le talentueux interprète de CORNEILLE et de nos grands classiques était docteur en médecine, ses observations n'ont que plus de prix à nos yeux.

Écoutez, du reste, l'amusante fin de l'interview, prise par le psychologue à l'acteur :

« Et alors Paul Mounet nous émerveilla. Il se composa un visage tragique. Les coins de ses lèvres tombèrent, ses yeux se bridèrent ; il dilata ses narines, contracta ses pommettes ; son masque fut celui d'une douleur atroce, qui nous fit frissonner... Il prit alors le journal et nous lut... la cote de la Bourse.

« Il rechercha au fond de lui et trouva des accents de souffrance intime, et il lut la liste des valeurs financières sur qui s'acharne la Fatalité... Au bout de moins d'une minute, les larmes coulèrent abondantes et quand ce curieux spectacle fut fini, Paul Mounet nous affirma une carence absolue de pensées et de représentations pendant l'expérience. »

Donc seul, le jeu combiné des muscles faciaux, la disposition, la contraction conjuguée de ses divers organes, la reproduction des accents de la douleur, avaient réussi très vite, dans une situation de nonsensibilité psychique, et même presque de comique, à attirer d'abondantes larmes artificielles, en vérité, mais bien réelles.

Pierre Morhange parle, pour finir, de Mme Piérat. En général, cette actrice rentre dans la première catégorie, que nous avons établie plus haut, pleurant naturellement en s'identifiant avec son personnage ; mais quand, pour des raisons d'ordre extérieur, elle est privée de cette sensibilité, elle se classe dans la deuxième catégorie : elle utilise alors, non comme Mounet, un artifice d'ordre physiologique (contraction des muscles de la face), mais un artifice d'ordre psychique : elle pense à une douleur intime et personnelle, à un cas de sa vie privée capable de lui arracher des larmes. Le change est donné aux spectateurs : c'est la « représentation » de la douleur de Mme Piérat, femme, qui fait pleurer Mme Piérat, comédienne. Ce transfert représentatif lui est devenu facile, à l'user.

Il m'a paru, dit en terminant M. Jean Sédan, à qui nous avons emprunté le texte qui précède (1), il m'a paru qu'il était bon d'apporter dans notre art cette curieuse série d'observations, qui peuvent compter parmi les plus intéressantes que nous ayons de la psycho-physiologie du système lacrymal.

Larmoiement sanguinolent.

Une des plus anciennes observations de ce genre est due à Zacutus Lusitanus (2). Cet auteur fait mention d'un jeune homme, chez lequel une hémorragie se produisait périodiquement par les organes lacrymaux, et qui se continua jusqu'à un âge très avancé, sans qu'aucun moyen ait pu guérir cette affection.

Dodoens (3) a consigné un exemple, non moins intéressant, de larmoiement sanguinolent, coïncidant avec la suppression des règles. On trouve aussi une relation du même genre dans le traité spécial de Lanzoni (4).

Clopton Havers (5) a cité le cas d'une femme ictérique, qui perdit deux livres de sang par une

(1) Paru dans le *Marseille médical*, du 1er avril 1923.
(2) *Lacrymæ sanguineæ* (Praxis admiranda, in-12; Lyon, 1637).
(3) *Medicinalium observationum exempla rara, cum scholiis*, in-8°, 1621.
(4) *De lacrymis*. Ferrare, 1692.
(5) *Extraordinary bleeding at the glandula lacrymalis* (Philosophical transactions, 1694).

hémorragie de la glande lacrymale. Cet accident se renouvela au bout de quelques jours et entraîna la mort de la malade.

Plus récemment, le professeur Rosas, de Vienne, a vu une hémorragie analogue se manifester chez un sujet atteint de scorbut, mais cette affection céda bientôt à un traitement anti-scorbutique.

Dans ces divers exemples, la conjonctive pouvait être le siège de l'exhalation sanguine, aussi bien que la glande lacrymale.

Ces faits extraordinaires ont le privilège d'impressionner le vulgaire, qui attache l'idée du chagrin le plus profond à l'écoulement des larmes de sang.

Origine des Lunettes.

Le mot « lunettes » fut réservé d'abord pour les cristaux qu'on mettait au fond des boîtes, soit pour servir de miroir, soit pour préserver des portraits-miniatures ; puis il s'étendit aux besicles. Quant à cet ustensile, instrument d'optique imaginé pour venir en aide à une infirmité vieille comme le monde, on n'en saurait faire remonter l'invention plus haut qu'à la dernière moitié du xiiie siècle. A partir de cette époque, les personnages de l'Ancien Testament apparaissent, dans les scuplutres, les peintures et les vitraux, armés de besicles.

On portait celles-ci comme nos lorgnons, suspendues au col, ou bien dans sa poche, et quelquefois dans son livre d'heures, disposé exprès par le relieur (1).

(1) *Notice des Emaux du Musée du Louvre*, par de LABORDE, 163.

Selon un autre auteur, la découverte des verres pour améliorer la vision appartiendrait au roi d'Angleterre CHARLES II. Après sa fuite en France, il devint pensionné de LOUIS XIV, et tandis qu'il menait à Cologne une existence oisive et dissolue, il rencontra un verrier et, regardant à travers une petite lentille, il s'aperçut qu'il voyait plus distinctement les objets.

On raconte que ce prince, né avec un astigmatisme myopique, put arriver mathématiquement à corriger entièrement son amétropie. Ses lunettes sont aujourd'hui au *British Museum* ; elles furent les premières construites.

Quand il fut couronné roi d'Angleterre, il amena l'artisan, avec vingt autres, qui ne firent pas moins de six mille paires de lunettes, avant de faire celles qui lui convenaient. Son fils préféré, le duc de MONMOUTH, myope d'un œil, ne portait qu'un verre : d'où l'origine du *monocle* (1).

Métiers d'Aveugles.

De toutes les foires, dont la création remonte, pour la plupart, au moyen âge, il ne subsiste guère que la foire aux jambons et la foire au pain d'épice. Mais les foires de la capitale se distinguent essentiellement des foires de nos provinces : alors qu'on se rend à celles-ci pour des transactions commer-

(1) ERNEST RENAN, dans l'*Antechrist* (p. 122), d'après PLINE, *Histoire naturelle*, XXXVII, V, a écrit, à propos de NÉRON: « Comme il était *myope*, il avait coutume de porter dans l'œil, quand il suivait les combats de gladiateurs, une émeraude concave, qui lui servait de lorgnon. »

ciales, à Paris elles ne sont que prétexte à divertissements populaires.

*
* *

Parmi les foires qui ont définitivement disparu, il en était une, connue sous le nom de *foire de Saint-Ovide*, qui, ouverte dans la dernière semaine d'août, durait un mois plein, et quelquefois au delà. Pour y attirer la foule, il n'était genre de spectacle qu'on n'imaginât : chiens ou singes savants, bateleurs et batteurs d'estrade, jouets d'actualité, chacun s'ingéniait à grouper les badauds autour de sa baraque, par quelque attraction plus ou moins singulière.

Une curieuse estampe, de l'an 1771, nous instruit de ce qui amusait les Parisiens à cette époque. Elle représente, dit la légende qui l'accompagne, le *Grand concert extraordinaire exécuté par un détachement des Quinze-Vingt au caffé des à Veugles* (sic).

Ces déshérités de la nature étaient alors, — pénible en est l'aveu — un sujet de risée. Il n'y avait pas que les sons discordants de leurs instruments qui portaient à rire : on les affublait de costumes grotesques et on ne se privait point de faire de grossières allusions à leur triste infirmité. C'est ainsi que le chef d'orchestre tenait ouvert devant lui un cahier de musique, qu'il était, naturellement, incapable de déchiffrer, privé qu'il était de la vue ; on le voyait juché sur un paon, dont la queue, avec ses multiples yeux, semblait narguer ceux qui manquaient aux exécutants.

Une paire de lunettes était, par ironie, fixée au mur ; des bouteilles et des verres faisaient allusion aux excès de boisson, cause fréquente d'affections visuelles.

Faut-il rappeler à ce propos les vers d'OLIVIER BASSELIN, le poète bachique :

On dit qu'il (le vin) nuit aux yeux; mais seront-ils les
       Le vin est garison   [maîtres ?
De mes maux ; j'aime mieux perdre les deux fenêtres
       Que toute la maison.

Epigrammes malicieuses, quolibets de mauvais goût, étaient prodigués sans pitié à ces pauvres infirmes, qu'on faisait sortir de l'hôpital des Quinze-Vingts,

      Hôpital plein de têtes creuses,
      Où les borgnes sont des soleils,

comme disait COLLETET, le poète crotté, pour servir de spectacle à une foule railleuse.

*
* *

On a prétendu que c'est en assistant à un de ces concerts, qui avaient lieu, sous le Directoire, dans un café du Palais-Royal, que Valentin Haüy conçut, pour la première fois, l'idée de faire servir la musique à l'éducation des aveugles. Mais une autre version a été donnée, qui offre plus de vraisemblance.

En 1784, un petit mendiant aveugle, que Valentin Haüy avait remarqué sous le porche de Saint-Germain-des-Prés, lui donna lieu de mettre ses idées en pratique ; il l'emmena chez lui : ce fut son premier élève.

La *Société philanthropique* lui en confia bientôt une douzaine d'autres : désormais, *l'Institut des jeunes aveugles* était fondé.

Haüy avait, de bonne heure, remarqué les aptitudes que montraient ses élèves pour la musique, tant vocale qu'instrumentale. Il sut si bien les développer, qu'il put faire entendre au roi Louis XVI, à deux reprises différentes, une première fois à Versailles, et la seconde aux Tuileries, un orchestre et des chœurs d'aveugles. En 1822, il réussissait à faire exécuter par des aveugles un *Requiem* de la composition de l'un d'eux : on était loin des faux et grotesques accords de la foire Saint-Ovide !

*
* *

Les aveugles ayant généralement l'oreille très exercée, on s'explique qu'on recrute parmi eux des musiciens de talent. Beaucoup ont, en effet, remporté des prix aux concours du Conservatoire, et plusieurs organistes des principales églises de Paris vivent dans d'éternelles ténèbres.

Beaucoup d'aveugles sont professeurs de musique ou accordeurs. Depuis CLAUDE MONTAL, qui fut non seulement le plus habile accordeur de son temps, mais encore substitua une théorie rationnelle de l'accord des pianos à la routine empirique, l'apprentissage de cette industrie s'ajoute, dans les écoles, à l'enseignement musical. L'aveugle est-il reconnu impropre à l'étude de la musique, il lui reste heureusement d'autres ressources : s'il ne peut être artiste, il sera ouvrier ou artisan.

*
* *

Nombre de métiers manuels lui sont accessibles, tels la brosserie, le cannage et le rempaillage des chaises, la vannerie, la sparterie, la coutellerie, la fabrication des objets au filet, le tournage sur bois, la confection des sacs et cornets en papier, la dactylographie, la fabrication des couronnes, etc.

Beaucoup de femmes privées de la vue sont capables de se livrer aux travaux de grosse couture ; certaines font du tricot, des brassières, des jupons, des fichus, des pelisses, des châles, des chaussons pour enfants : il en est qui ont réussi à faire de la broderie, et de la plus fine.

D'autres se sont essayé et ont réussi à la reliure des livres, à la composition d'imprimerie, à la comptabilité, voire à l'horlogerie, travail d'une si remarquable précision.

*
* *

Une profession qui semble être spéciale aux aveugles, et où ils excellent d'ailleurs, est celle de masseur. C'est surtout en Extrême-Orient, au Japon notamment (1), que les aveugles se livrent aux

(1) Au Japon, depuis un temps immémorial, tous les aveugles font l'office de masseurs dans les bains publics, tellement que les deux noms sont devenus synonymes; et ils gagnent ainsi d'assez beaux salaires, qu'ils ont coutume d'accroître par l'usure. Pour les aveugles du Caire, leur profession est saintement bizarre : les musulmans dévots, qui viennent d'enterrer quelqu'un des leurs, les emploient à réciter des versets du Coran, à l'intention du défunt.

opérations du massage ; mais, depuis quelques années, on les utilise en Europe aux mêmes fins.

Le professeur ZABLUDOWSKI, qui dirige l'Ecole de massage de l'Université de Berlin, assure que les aveugles font preuve d'une habileté incontestable dans ce métier, qui exige beaucoup de délicatesse manuelle. On peut leur abandonner, en toute sécurité, les manipulations proprement dites, les frictions, pétrissages, effleurages, tapotements, pressions, vibrations. Ils seront aptes à masser les sujets atteints de céphalalgie ou de migraine, de lumbago, sciatique ou autres affections rhumatismales. Le champ de leur activité n'est donc pas si restreint qu'on pourrait de prime abord le supposer.

Il n'en reste pas moins que, dans bien des cas, il sera prudent de les confiner dans le rôle d'auxiliaires du médecin massothérapeute ; il est des manœuvres que, seuls, les chirurgiens ou les gynécologues peuvent pratiquer.

De plus, l'aveugle qui n'a pas de notions anatomiques ne saurait contrôler les altérations que subit la peau du malade ; il ne sait pas si les irritations qu'il détermine activeront ou entraveront les fonctions de l'organisme en santé ou en état de maladie.

Il ne peut pas suivre davantage, sur la physionomie, les impressions du sujet qu'il masse ; il continuera son exercice, même si celui-ci incommode le patient : c'est évidemment là une objection assez sérieuse au massage par les aveugles.

Mais, sous ces réserves, il est incontestable que l'on pourra recourir à leur aide dans bien des circonstances où ne seront pas requises des connaissances médicales un peu approfondies. Les masseurs aveugles trouveront aisément un débouché dans les villes d'eaux, les gymnases, les salles d'armes, les établissements balnéaires, etc.

Nous avons un devoir d'humanité à remplir à l'égard de ces frères infortunés, celui de donner, à mérite égal, aux aveugles, le droit à la subsistance, au même titre qu'aux clairvoyants.

*
* *

Avez-vous un piano, rappelez-vous qu'on peut être privé de la vue et être un excellent accordeur.

Avez-vous besoin d'un musicien, d'une musicienne, dans un pensionnat, un orphelinat, ne refusez pas votre appui au candidat aveugle ; enfin, dans le détail vulgaire du ménage, n'oubliez pas qu'en achetant les brosses et les balais qui sont le gagne-pain des ouvriers aveugles, en même temps qu'une bonne affaire, vous ferez une bonne action.

Comme l'écrit M. de la SIZERANNE, qui s'est voué, avec une ardeur d'apôtre, au relèvement par le travail de cette catégorie de déshérités, si dignes d'intérêt, il faut que la société donne du travail à l'aveugle instruit, comme elle a donné de l'instruction à l'aveugle ignorant : c'est son intérêt, parce que l'aveugle qui gagne sa vie cesse de lui être à charge ; c'est son devoir aussi, car elle doit utiliser toutes les forces productrices qu'elle enferme dans son sein.

Ce n'est pas dans un pays comme le nôtre, où

la charité réalise tant de miracles, que cet appel
risque de ne pas trouver un sympathique écho.

La Prothèse oculaire.

Les premiers essais de prothèse oculaire paraissent remonter au règne de PTOLÉMÉE II, surnommé
PHILADELPHE, vers l'an 300 avant J.-C. En tout cas,
les Egyptiens furent les premiers à se servir d'*yeux
artificiels*, et l'on trouve parfois des momies qui
gardent encore dans leurs orbites des yeux de ce
genre.

On les faisait d'abord en cuivre, en argent ou en
or ; le verre ne fut employé que plus tardivement.

A une certaine époque, on ornait d'yeux de verre
non seulement les vivants, mais même les statues.
PLINE raconte que, sur la tombe de HERMIAS, prince
de l'île de Chypre, se trouvait une admirable figure
de lion, dont les yeux étaient d'émeraude.

Les Grecs et les Romains n'ont pas connu les
yeux artificiels, il n'en est fait mention dans aucun
auteur.

PAUL D'EGINE, au VIIᵉ siècle, décrit un œil artificiel, mais il semble ne pas avoir connu ceux
de fabrication égyptienne, beaucoup plus parfaits
que celui qu'il désigne sous le nom d'*ecblépharos* :
celui-ci consistait en un morceau de cuir ovale, sur
lequel était, plus ou moins grossièrement peint,
un œil, et que l'on s'appliquait extérieurement sur
l'orbite vide. Pour le retenir dans cette position, on
le fixait à un fil de fer qui, passant derrière l'oreille,
faisait ressort en prenant appui sur l'occiput.

A Byzance, à la fin de l'Empire, on signalait déjà

une femme qui portait un œil artificiel, de tout point semblable à l'œil naturel qui lui restait.

Dans des temps plus rapprochés, en 1579, Ambroise Paré est le premier auteur qui ait décrit exactement l'œil artificiel. Il se composait d'une pièce de la forme d'une amande, en or émaillé, bombé en dessus et en dessous, aux couleurs semblables à l'œil conservé. Connaissant l'art des émailleurs français, nul doute que, dès cette époque, les yeux artificiels n'aient atteint la perfection dans l'imitation de la nature.

Au commencement du XVIIe siècle, Jessenius et Fabrice d'Acquapendente indiquent, les premiers à Venise, la fabrication des yeux de verre de forme sphérique : ils furent d'abord assez rares. Toutefois, à la fin du même siècle, le médecin anglais Lister signale, dans son voyage, en 1698, la boutique de Hubins, fabricant d'yeux de verre à Paris, où il en vit de pleins tiroirs de toutes couleurs, de façon à appareiller n'importe quels yeux naturels. Ce qui prouve qu'à cette époque, la fabrication en était déjà très répandue.

Un cas de pratique délicat.

Il est permis de se demander, si, au moment de conclure un mariage, on peut, de part ou d'autre, faire mystère de la monophtalmie, voilée par un œil artificiel. L'oculariste est soumis au secret professionnel le plus rigoureux et, hors de son cabinet, doit ignorer tous ses clients : ce n'est donc jamais à lui à révéler le secret ; ce n'est pas non plus au chirurgien de le faire, mais à l'intéressé lui-même, qui fait ainsi acte de loyauté. Nous ne connaissons, d'ailleurs, pas d'exemple d'union empêchée par une confidence, même tardive, faite à cet égard. Au contraire, nous connaissons deux mariages uniquement faits parce que, dans chaque couple, chacun des deux conjoints était porteur d'un œil artificiel.

Voici, à ce propos, une anecdote qu'aimait à raconter PANAS : visité un jour par le médecin d'une famille qui venait le trouver, pour obtenir des renseignements sur l'état des yeux d'un jeune homme auquel on voulait s'allier, et qui portait un œil artificiel, Panas, pris entre la nécessité de commettre un mensonge ou une indélicatesse professionnelle, s'en tira de la façon suivante : il dit à son confrère qu'en effet, il avait soigné le jeune homme pour une affection oculaire grave, qu'il avait été amené à lui faire une opération, dont les suites étaient complètement invisibles. Le confrère se contenta de cette réponse.

Les Aveugles dans la Science.

Nous empruntons à une étude de M. JACQUES BOYER les renseignements qu'on va lire, et qui ont trait aux aveugles dont les découvertes ont eu sur la science une influence féconde.

Si on se place à ce point de vue particulier, le premier nom que les historiens nous aient conservé est celui du maître de CICÉRON, le Grec DIODOTE. qui florissait vers 90 avant Jésus-Christ. Nous savons, grâce aux très sobres renseignements transmis par son élève, qu'il lui enseigna la philosophie ;

et, ce qui semblait un prodige à l'illustre orateur, la précision de son cours de géométrie était remarquable. Ses disciples comprenaient sans difficulté toutes ses démonstrations et n'hésitaient jamais dans le tracé des figures les plus compliquées. Diodote, du reste, était fort érudit. Il ne laissait de côté, dans ses leçons, aucune partie des connaissances acquises de son temps. Enfin, ce n'était pas seulement un sagace mathématicien, il était aussi très bon musicien.

*
* *

Il nous faut arriver jusqu'au IVe siècle de notre ère pour rencontrer un autre aveugle qui nous intéresse, le fameux DIDYME.

Il naquit à Alexandrie en 313, et perdit la vue dès l'âge de cinq ans. Mais, en se faisant lire les traités de mathématiques, il devint un géomètre assez habile pour professer dans la célèbre école de sa ville natale.

Quelques-uns de ses disciples ont passé à la postérité. On peut citer, parmi les plus connus, SAINT JÉRÔME, un Père de l'Eglise, et l'historien RUFFIN.

*
* *

Un saut de plus de mille ans nous amène au médecin allemand SCHENKIUS.

Jacques Schenkius, dont le véritable nom était DEGEN, vit le jour à Schoendorf, en 1511. Après avoir étudié la médecine à Tubingue, où il fut reçu maître ès arts en 1530, il abandonna l'année suivante HIPPOCRATE et GALIEN pour la littérature et la théologie. Mais, revenant à ses premières amours, il poursuivit ses études médicales, et, en 1539, la Faculté lui accordait le bonnet de docteur ; on lui donna même bientôt une chaire qu'il conserva jusqu'à sa mort (9 mai 1587) bien qu'il eût perdu la vue depuis longtemps.

Ses nombreux ouvrages sur l'art de guérir ont été presque tous publiés pendant sa cécité.

*
* *

Au dix-septième siècle, mentionnons le mathématicien anglais Nicolas SAUNDERSON, dont on a souvent vanté l'esprit ingénieux. Ce savant, que le village de Thurlston, dans le Yorkshire, s'honore de compter au nombre de ses enfants, perdit l'usage de la vue à l'âge de douze mois, en 1683. Malgré cette infirmité, il fit ses humanités à Pennison. Avec un professeur dévoué, STANISFORTH, il apprit à fond le grec et le latin. Par la suite, il comprenait à la lecture les ouvrages d'EUCLIDE et d'ARCHIMÈDE, aussi bien que les poèmes d'HORACE et de VIRGILE. Il parlait même avec élégance la langue de CICÉRON. Toutefois, ses goûts l'entraînèrent vers les mathématiques, dont il arriva à savoir bientôt toutes les branches d'une façon assez approfondie pour être admis à l'Université de Cambridge (1707). Là, WHISTON, qui avait remplacé NEWTON au Trinity Collège, ayant été obligé d'abandonner sa chaire, Saunderson, sur les instances du duc de

Somerset, de l'astronome Halley et de Moivre, fut élu professeur.

*
* *

Nous passons ensuite à un Français : le grand naturaliste Lamarck va retenir quelques instants notre attention.

En 1809, parurent ses deux volumes de *Philosophie zoologique*, fruit de longues méditations et dans lequelles se trouve la notion mère de la doctrine transformiste.

Pour élever à la science ces immortels monuments, le professeur du Muséum avait eu besoin de recourir prodigieusement à sa vue. Aussi, elle était allée constamment en s'affaiblissant et finit par ne plus lui permettre d'apercevoir les organisations délicates des insectes et des vers.

La lumière, qui avait révélé tant de découvertes à ce puissant cerveau, cessa de l'impressionner. Il avait trouvé heureusement dans l'entomologiste Latreille un secours amical et intelligent. Celui-ci effectuait, sur les indications de Lamarck, les observations nécessaires, et sa fille aînée en écrivait sous sa dictée les résultats. L'amour filial s'exagéra même chez la dévouée secrétaire, et lorsque les infirmités de son père l'eurent condamné à ne plus marcher, elle partagea sa réclusion. C'est entouré de ces soins touchants, qui adoucirent l'amertume de sa situation, que, le 18 décembre 1829, Lamarck termina ses jours.

*
* *

Poursuivons notre incursion à travers l'histoire de la science et des savants. Il nous faut revenir

de quelques années en arrière pour rencontrer, au
cours de nos recherches, le nom du naturaliste
HUBER, que Genève vit naître en 1750. Son père,
quoique peintre, avait colligé des observations sur
le vol des oiseaux, en cherchant les conséquences
qu'on pourrait en tirer pour la direction des bal-
lons. Ces recherches et le cours de physique de de
SAUSSURE développèrent chez le jeune Huber le goût
de l'histoire naturelle. Hélas ! à partir de quinze
ans, sa vue déclina tellement, qu'on l'amena à
Paris, pour y consulter les plus grands oculistes.
Ceux-ci, tout en déclarant son ophtalmie incurable,
lui conseillèrent de vivre à la campagne ; aussi se
fixa-t-il au Bouchet, près de Genève. Peu après, il
se maria et la prédiction des médecins s'accomplit.
Sa cécité devint complète.

*
* *

Les deux aveugles dont nous allons nous occuper
maintenant, BRAILLE et FOUCAULT, sont dignes de
figurer au Livre d'or des hommes utiles, et leurs
frères en cécité ne doivent pas leur marchander
leur reconnaissance, car ils ont grandement con-
tribué à adoucir leur malheur.

VALENTIN HAÜY, ce que nul n'ignore aujourd'hui,
frappé de la finesse de tact qui distingue les aveugles, eut le premier l'idée, à la fin du XVIIIe siècle,
de faire imprimer à leur usage des livres en relief,
mais ce système avait bien des défauts. La lecture
était pénible et lente, les exemplaires volumineux.

Louis BRAILLE, né à Lagny, près de Paris, en 1809,
compléta la création d'HAÜY. A l'aide de six points

diversement combinés, il arriva à représenter les lettres de l'alphabet, les chiffres et les notes de la gamme. Grâce à ce procédé, l'aveugle *lit* aisément et, au moyen d'une planche, sur laquelle sont tracées des lignes horziontales en rapport avec les ouvertures d'un grillage mobile qui y est adapté, il *écrit* avec un poinçon aussi facilement que nous avec une plume ou un crayon.

Peu de temps après, en 1852, Braille mourait dans la pleine maturité de son talent, emportant dans la tombe, avec l'universel regret, les secrets d'un génie toujours en éveil.

Sa dernière idée avait eu, toutefois, un excellent résultat : elle avait mis Foucault sur la voie du précieux appareil qui semble avoir résolu le problème. Cet illustre aveugle — qu'il ne faut pas confondre avec le physicien Léon Foucault, l'inventeur du gyroscope, — fut frappé de cécité en 1803. Il avait à peine six ans ! Elevé à l'Institution de Paris, il montra des dispositions pour la mécanique et, dès sa sortie de l'établissement (1818), il conçut divers projets, que l'exiguïté de sa fortune ne lui permit pas de mettre sur pied, mais qui furent accomplis par d'autres. C'est ainsi qu'il élabora, bien avant que personne n'ait prévu les voies ferrées, un « système de chemin à coulisse », où, grâce à un moteur à vapeur, on marcherait avec une grande vitesse.

Mais ce qui l'a surtout illustré, c'est d'avoir imaginé deux appareils permettant aux aveugles d'écrire aisément.

*
* *

Après Foucault, mort dans un âge assez avancé,

en 1871, il nous faut mentionner un autre bienfaiteur des aveugles, CLAUDE MONTAL, qui ne se contenta pas, comme nous l'avons dit plus haut, de trouver à ses confrères d'infortune un nouveau métier, celui d'accordeur de piano ; il fut, en outre, un mécanicien, ainsi qu'un industriel hors ligne.

Montal naquit à La Palisse (département de l'Allier), le 28 juillet 1800, et perdit l'usage de la vue à la suite d'une amaurose survenue, nous le répétons, vers sa sixième année.

*
* *

Le grand mathématicien EULER fut presque aveugle pendant la dernière partie de sa vie. Il ne distinguait, d'après CONDORCET, que de grands caractères, tracés sur une ardoise avec de la craie. Ses fils ou ses élèves écrivaient, sous sa dictée, ses Mémoires.

L'illustre GALILÉE, le botaniste Laurent de JUSSIEU, les célèbres astronomes Jean-Dominique CASSINI et François ARAGO, perdirent la vue un an ou deux avant leur mort. Mais la période de leur activité scientifique était passée. Ils ne faisaient plus que se survivre à eux-mêmes.

En résumé, les notes qui précèdent ont seulement pour but de montrer qu'aucun domaine scientifique n'est fermé à nos frères atteints de cécité.

Les Cyclopes dans la Fable et dans la Réalité.

Il n'y a pas que dans la mythologie qu'on rencontre des cyclopes. Cette monstruosité fœtale, sans être fréquente, a été maintes fois constatée, et tout récemment encore, par le professeur ROLAND, de l'Ecole de médecine de Poitiers.

Ce dernier a rappelé, dans l'historique qui précède sa curieuse étude, les fameux géants dépeints par HOMÈRE, habitant la Sicile, où ils menaient la vie de bergers. De mœurs barbares, ils allaient jusqu'à l'anthropophagie. Ce qui les caractérisait, c'est qu'ils avaient *un œil au milieu du front*.

Nous avons tous pris plaisir au récit des sanglants démêlés qu'eut POLYPHÈME avec le subtil ULYSSE et ses compagnons et au cours desquels il perdit son œil. EURIPIDE, dans une tragi-comédie, THÉOCRITE, OVIDE, dans ses *Métamorphoses*, ont mis en scène des cyclopes. HÉSIODE a rapporté que GOEA, après avoir enfanté les Titans, eut encore d'OURANOS trois géants, qui furent plus tard chargés de fabriquer la foudre, dans l'atelier de VULCAIN. Enfin, VIRGILE a raconté, dans l'*Enéide*, quelques-unes des aventures de ces monstres, qu'il avait puisées dans les auteurs grecs. Voilà pour la légende.

Voici maintenant ce que dit la Science.

Dans son ouvrage sur les *Monstres et Prodiges*, paru en 1573, AMBROISE PARÉ signale le premier la *cyclopie*.

BUFFON, dans son *Histoire naturelle*, décrit un enfant né avec un seul œil au milieu du front (1).

Puis sont venus les travaux de SPEER (1819), de GEOFFROY SAINT-HILAIRE, MECKEL, DARESTE, et en

____

(1) Cf. SALGUES, *Des erreurs et des préjugés*, etc., 3° éd., t. III; Paris, 1825, 129 (n).

dernier lieu, du professeur Van Duyse (de Gand), que ne cite pas M. Roland (1).

*
* *

Le Dr Van Duyse a plus particulièrement étudié la pathogénie de la cyclopie, dans un mémoire qu'ont publié les *Archives d'Ophtalmologie*. Notre confrère gantois établit dans ce travail, dont nous devons une consciencieuse analyse à M. le Dr Dejace, à qui nous prenons la liberté de l'emprunter, que « les travaux relatifs à la cyclopie, ainsi que ses recherches personnelles, prouvent que la monophtalmie n'est qu'apparente. Dès la première inspection de l'œil unique du cyclope, on constate d'ordinaire la duplicité oculaire, par l'existence de deux cornées confondues ou non, ainsi que par la présence de deux pupilles. L'œil cyclopéen résulte de la fusion de deux yeux parfaitement rapprochés et soudés de façon homologue, suivant le plan médian. Par quel mécanisme les yeux, éloignés à l'état normal, arrivent-ils en contact, et à quel niveau se fait leur soudure ? Il faut, pour cela, que les parties interposées entre les deux organes usuels soient rudimentaires ou absentes.

« Les cyclopes vus par M. Van Duyse n'avaient ni os ethmoïde ni cavités nasales. Le rapprochement des vésicules oculaires est le fait d'un arrêt dans l'évolution de l'extrémité antérieure du tube neural (Dareste) ».

(1) Dans son travail, publié par la *Gazette des hôpitaux*, 16 janv. 1908.

L'étude historique des yeux cyclopes, poursuivie par le Pr Van Duyse, lui a prouvé que, dans tous les cas de cyclopie, les fentes rétiniennes juxtaposées des deux bulbes ont conflué sur une étendue plus ou moins grande. Ces fentes doivent donc se trouver en regard l'une de l'autre au cours du développement embryonnaire. L'expression anatomique ultérieure de ce fait doit nécessairement être l'existence de lésions analogues à celles que l'on constate dans les colobomes rétiniens, etc., des yeux isolés. Et, de fait, il en est ainsi.

Le Dr Van Duyse, conclut le Dr Dejace, « traite, avec une autorité particulière, toutes ces questions, qu'il a mûries depuis des années par de nombreux travaux histologiques » (1).

(1) *Chronique médicale*, 15 avril 1908.

IV. — L'ODORAT

Le Nez

Le Nez d'après la physiognomonie.

Les conditions exigées pour la régularité des formes du nez sont les suivantes, d'après LAVATER :

Il doit exister une légère cavité près de la racine. Vue par devant, l'épine ou le dos du nez doit être large et presque parallèle des deux côtés ; mais il faut que cette largeur soit un peu plus sensible vers le milieu.

Le bout de la pomme du nez ne sera ni dur ni charnu ; le contour inférieur devra être dessiné avec précision et correction, ni trop pointu ni trop large.

De face, il faut que les ailes du nez se présentent distinctement, et que les narines se raccourcissent agréablement en dessous.

Dans le profil, le bas du nez n'aura qu'un tiers de sa longueur.

Les narines doivent aller plus ou moins en pointe et s'arrondir par derrière ; elles seront, en général, doucement cintrées et partagées en deux parties égales par le profil de la lèvre supérieure.

Les flancs du nez ou de la voûte du nez formeront des espèces de parois.

Vers le haut, il joindra de près l'arc de l'os de l'œil,

c'est-à-dire le commencement de l'arc orbitaire, et sa largeur du côté de l'œil doit être au moins d'un demi-pouce (1).

Enfin, comme caractères généraux d'un nez d'une beauté parfaite, l'auteur ajoute plus loin :

Sans inflexions douces, sans entailles légères, sans ondulations plus ou moins marquées, il n'est point de nez physionomiquement bon, grand et spirituel.

Minut, dans sa *Paulégraphie* (2), fort embarrassé pour déterminer la beauté du nez de celle dont il vante les charmes, s'écrie dans son langage imagé :

Ce n'est point un nez crochu, un nez à ressort, un nez à pompettes, un nez de manche de rasoir, ou bien un nez d'un as de trèfle ; ce n'est point un nez tourné à gauche ; un nez retroussé de peur des crottes. Ce n'est point un nez de corbeau ou un nez aquilin, tel comme était celuy de cette Aspasia dont Elianus fait si grand feste, sans toutefois qu'il y ait de quoy.....

Le Nez lyonnais.

On lit, dans les *Briefe über die südlichen Provinzen von Frankreich*, von J.-G. Fisch (Zurich, 1790), à la page 627 :

La physionomie des femmes de Lyon me frappe toujours, à cause d'une certaine particularité que je crois trouver généralement chez elles. Sur dix visages que j'ai vus, j'en ai rencontré neuf qui se ressemblent au moins par la forme du nez ; il y a donc un *spécial petit nez*

(1) *Essai de Calliplastie, ou l'art d'embellir le visage*, 33-34.
(2) Description des charmes de la Belle Paule.

lyonnais, à moins que ce ne soit un effet du hasard ; car, pendant mon séjour à Lyon, j'ai rencontré plus de femmes à nez émoussé (*stumpf*) et un peu retroussé au bout, que d'autres. Cette remarque s'applique surtout aux personnes de moyenne condition et aux filles de service que je voyais courir dans les rues (1).

Les Vices de conformation du Nez.

Le nez offre fréquemment des vices de conformation, ou des difformités remarquables. *Ludit in humanis divina potentia rebus*, et cela est très vrai à l'égard du nez. Cet organe peut même manquer totalement, ainsi qu'Olaüs Borrichius a eu l'occasion de l'observer, et que nous en avons relaté quelques cas.

Il n'est point rare non plus de voir des personnes chez lesquelles le nez est incliné plus ou moins manifestement à droite ou à gauche, mais plus communément dans le premier sens. Cette inclinaison vicieuse est, en général, l'effet d'une conformation primitive, mais on prétend qu'elle peut être augmentée par l'habitude de se moucher d'une main plutôt que de l'autre. Aussi, voit-on quelquefois chez les gauchers, dit M. Boyer, le nez se porter à gauche. Lorsque cette difformité est extrême, elle offre une incommodité très gênante, qui défigure et qui nuit à l'olfaction et à la respiration.

*
* *

Dans certaines familles, le nez devient, pour

(1) *Intermédiaire des chercheurs*, t. VII (1874), col. 557.

ainsi dire, un caractère distinctif ; il se présente avec la même forme chez tous les individus qui en font partie. Il n'est personne qui ne connaisse le nez de saint CHARLES BORROMÉE ; on assure que tous ses parents l'avaient conformé comme lui.

On doit au docteur GRÉGORY, fils et successeur du célèbre professeur de la chaire de médecine théorique et pratique d'Edimbourg, un exemple remarquable de cette persistance du type de la famille dans les traits du visage. Appelé dans une campagne, en Ecosse, pour voir une riche héritière, il reconnut d'abord, à la forme du nez, qu'elle ressemblait au grand chancelier d'Ecosse, sous le règne de CHARLES Ier. Le portrait du chancelier se trouvait dans le château.

Le docteur, après dîner, se promenant dans le village, fut surpris de reconnaître la même forme du nez chez quelques paysans : « Cela n'a rien d'étonnant, lui répondit aussitôt l'intendant de la maison qui l'accompagnait ; ils descendent des bâtards de l'illustre seigneur. »

Ainsi, la transmission datait de deux siècles.

Nous n'en croyons pas moins, avec PORTAL, qu'il faut, en général, se défier de ces transmissions de si ancienne date, et ne les accueillir qu'avec grande réserve, comme preuves d'hérédité du type *individuel*. Le caractère transmis peut, dans ces cas, au lieu d'être celui d'une famille, être celui d'une race, et tenir à l'influence du lieu ou du climat (1).

____

(1) P. LUCAS, *l'Hérédité naturelle*, t. I, 197-199.

Anomalies nasales.

On ne connaît qu'un bien petit nombre d'exemples de *nez doubles*. L'auteur de l'article *Cas rares*, du *Dictionnaire des Sciences médicales*, n'en a point rapporté.

Th. Bartholin en cite un, dans lequel on voyait seulement, à la racine du nez, une petite tumeur simulant un second nez au-dessus du premier (1).

P. Borel (2) fait mention d'un charpentier d'une province de France, qui avait deux nez, ou un nez double ; il ajoute qu'on l'appelait *l'homme aux deux nez*. Il ne donne, d'ailleurs, aucun détail sur cette conformation bizarre.

Le 8 septembre 1820, rapporte le Dr Bidault de Villers, étant à Autun, j'aperçus dans une promenade publique un homme de la campagne, d'une grande stature, qui pouvait être âgé d'environ quarante ans, et qui avait un double nez. Je le considérai attentivement et à plusieurs reprises, ce spectacle étant nouveau pour moi (3). Cette partie de la figure, très distincte, n'était point accolée de manière à former un seul nez dont les éléments auraient été doubles, mais elle était divisée par le milieu, et chaque nez dans son profil était presque droit, se réunissait par un plan incliné à sa racine, et divergeait ensuite, de sorte que l'aile interne de chacun formait par sa réunion une espèce de gouttière, à l'endroit où aurait dû être placé le nez simple, gouttière

(1) *Hist. anat.*, cent. I, hist. 25.
(2) *Histor. et observ. médico-phys.*, cent. III, obs. 43.
(3) « Dans un autre voyage que je fis, en décembre, dans la même ville, je revis encore ce particulier, et j'examinai de nouveau, avec attention, sa singulière difformité. » B. de V.

qui s'élargissait à mesure qu'elle s'éloignait de sa base. Cet individu n'offrait, d'ailleurs, aucun autre vice apparent de conformation. Son double nez le défigurait beaucoup, surtout lorsqu'on le voyait de face ; car, vue de profil, cette espèce de monstruosité était beaucoup moins apparente, et se trouvait cachée en partie par la projection de l'aile du nez de ce côté, qui était moins inclinée que dans l'état naturel, et presque perpendiculaire.

M. DELPECH a jugé ce vice de conformation et la difformité qui en résulte si peu communs, qu'il n'en a rien dit dans son chapitre *de la surabondance des parties* (1). M. BOYER, mieux avisé, en a parlé, indiquant l'opération qui conviendrait dans un cas de cette nature, d'ailleurs fort rare (2).

Les animaux, dont la face est souvent très longue, ne semblent pas avoir présenté de disposition semblable ; mais, chez le chien, on rencontre souvent la bifidité du nez : le nez double est même un caractère constant dans certaines races de dogues.

Chez l'homme, on connaît quatre exemples de division totale du nez : l'une des moitiés formait une sorte de trompe, pendue à l'angle interne de l'orbite (3).

(1) *Précis des maladies réputées chirurgicales*, t. I.
(2) *Traité des maladies chirurgicales*, etc., vol. VI.
(3) *Les anomalies chez l'homme et les mammifères*, par L. BLANC, 160-161.

Il est des personnes dont le nez, comme les oreilles, est mobile à volonté : chez certains mimes Japonais, le nez est si mobile, que plusieurs arrivent à faire toucher l'extrémité du nez avec le menton. Cette mobilité du nez est certainement atavique.

*
* *

L'existence de *tumeurs érectiles du nez* a été également signalée ; l'excroissance prend des proportions énormes, quand le malade se met en colère. On a signalé des femmes chez lesquelles la tumeur prenait l'aspect d'un membre viril en érection.

Les *cornes* du nez ont été signalées ; mais, est-il besoin de l'ajouter, c'est une rareté.

La Vision par le Nez.

Henricus Smetius (Henri de SMET), qui fut professeur à Heidelberg, a publié, dans ses *Miscellanea* (liv. V, épist. XIII), à la date de 1575, une observation remarquable.

Il s'agit d'un jeune paysan, qui, dans son enfance, ayant été privé de l'œil droit, tomba un jour, du haut d'un arbre, sur un pieu pointu d'une palissade : il se blessa très grièvement à la moitié gauche de la face, à tel point que le médecin qu'on appela crut l'œil perdu et laissa la plaie se cicatriser, avec adhérence réciproque des paupières.

Certain jour, notre paysan, couché sur l'herbe,

remarqua qu'il commençait à voir la lumière et la blancheur éclatante des fleurs qui étaient sur le sol (*lucem atque flosculorum candorem humi*), et cela par le nez ! Lors de l'accident, le nez avait été blessé lui aussi, la fosse nasale gauche était devenue très large, de telle façon que, la lumière passant à travers, elle pouvait pénétrer dans l'œil qui, sans doute avait subi, en se luxant, une torsion en direction médiane. Et, continue Smetius, « il distingue exactement tout ce qu'on présente à ce nez oculifère : mais il est obligé de regarder de haut en bas » (*Et quidquid afferatur naso oculato distinguit exacte, sed despectando*).

La description du cas et la créance dont l'auteur est digne ne permettent aucune objection. Voici d'abord la traduction littérale et le texte de son observation :

J'ai vu un certain aveugle, privé des deux yeux, qui remplaçait ceux-ci par son nez, grâce auquel il distinguait tout ce qu'on plaçait devant cet organe. Cet homme avait perdu l'œil droit bien des années auparavant, alors qu'il était enfant. Arrivé à la jeunesse (c'était un paysan), il tomba d'un cerisier sur un pieu de bois aiguisé, faisant partie d'une clôture ; son visage s'y implanta, de façon telle que son nez, l'œil gauche, la joue, les deux paupières, les sourcils furent blessés, et de si laide manière que le chirurgien crut d'emblée que le globe de l'œil avait été enlevé et était resté fiché sur le pieu.

Enfin, la plaie se cicatrisa ; un an après son accident, alors qu'il était étendu sur l'herbe, il aperçut par hasard, par la cavité nasale, la lumière et la blancheur éclatante des fleurs qui étaient sur le sol. Pendant cinq ou six ans de suite, la vision se fit de cette façon : il distinguait tout ce qu'on présentait à ce nez oculifère, de façon exacte, mais en regardant de haut en bas; car, en levant le nez pour regarder en haut, il ne peut supporter la lumière.

La veille des calendes de Mars, il fut, sur l'ordre de l'Electeur palatin, présenté au Collège des médecins pour être examiné, car il était en discussion avec son chirurgien, qu'il avait fait appeler en justice. Nous comprîmes le mécanisme et la cause de cette vision merveilleuse, car la paupière supérieure, le muscle ayant été rompu, ne pouvait se soulever davantage, mais s'étant accolée à la capsule de l'œil, elle s'était soudée à cette dernière, de sorte que, après rupture du muscle qui tire l'œil vers l'angle externe, l'œil s'était caché tout à fait dans l'angle orbito-nasal. Comme les os du nez, pas du tout fracturés, mais luxés, n'avaient pu se réduire en position exacte, il advint que le nez, comprimé et élargi, s'était dévié surtout vers le côté gauche ; la guérison avait laissé une plus grande largeur à cette fosse nasale ; l'œil tordu et caché y voyait par ce conduit et reconnaissait tout objet présenté devant le nez.

Le D' Rosemberg (de Berlin) accompagne la relation de ce cas des réflexions suivantes :

Si donc le traumatisme avait créé un canal artificiel, allant des cavités nasales à l'orbite, et si la luxation du globe était telle que l'axe visuel passait par ce canal, il est possible de s'imaginer que le patient pût voir ce que l'on plaçait sous son nez. Il est encore possible que l'œil ait été luxé dans le sinus maxillaire, et qu'il y ait eu en même temps perforation de la paroi médiane du sinus, de telle sorte que l'œil pouvait voir par cette ouverture.

Cette autre observation, que le P' Becker, d'Helsingfors, a publiée, en 1866, dans les *Archiv für Ophtalmologie* (XII), prouve que le globe oculaire peut être luxé, avec conservation de son pouvoir visuel, dans cette cavité accessoire du nez.

Une femme reçut à l'œil gauche un coup de corne de vache : le globe, atteint derrière son équateur, tourna en dedans et en bas et échappa sans doute à l'écrasement, en allant en avant pour un instant. La corne, continuant à pénétrer, brisa l'os lacrymal, la lame externe de l'ethmoïde, et peut-être aussi une partie de la voûte de l'antre d'Highmore. Une portion des parties molles fut saisie et serrée comme un coin dans la perte de substance créée par le choc et, par là, le globe fut immobilisé : si l'on introduisait l'écarteur palpébral derrière les replis conjonctivaux recouvrant le bord inférieur de l'orbite, et si on abaissait le plus possible ces replis et la paupière, on voyait, presque immédiatement, au niveau du rebord sous-orbitaire, le bord supérieur de la cornée, de l'iris, d'un gris-bleuâtre, et une petite partie de la pupille modérément dilatée. La malade comptait sans la moindre erreur, avec cet œil, les doigts placés à la partie supérieure du champ visuel.

L'année suivante, LANGENBECK publiait, dans le même recueil (vol. XIII), le cas d'un employé de chemin de fer qui, blessé par une locomotive, eut un écrasement de la charpente osseuse du nez. Le globe oculaire avait presque entièrement disparu de l'orbite et était enfoncé dans le sinus maxillaire à travers une fente, d'un bon travers de doigt de l'apophyse orbitaire du maxillaire supérieur. La cornée et la calotte antérieure du globe reposaient complètement dans l'antre d'Highmore ; l'axe de l'œil était dirigé verticalement en bas. Quand on eut relevé l'œil et qu'on l'eut replacé dans l'orbite, on constata qu'il était intact et que la vision était parfaitement conservée.

Proverbes relatifs au Nez.

Il y avait un proverbe chez les anciens qui disait : *Non cuique datum est habere nasum,* voulant sans doute marquer par là qu'il n'est pas donné à tout le monde d'avoir une individualité tranchée et précise, même qu'il n'est pas donné à tout le monde d'avoir un nez significatif.

Cicéron était appelé orateur au « nez équivoque », à cause que son nez tenait le milieu entre le nez long et carré au bout, que les anciens préféraient, et le nez petit et relevé en crochet, dont les anciens se défiaient.

C'est probablement à cause de cette relation entre le nez et le caractère de l'individu, qu'une foule de proverbes et de dictons populaires se sont emparés de ce trait du visage, pour lui appliquer ce qui conviendrait au personnage lui-même.

Ainsi, on dit d'un homme prudent qu'il a « bon nez » ; d'un homme adroit, qu'il a « le nez fin » ; d'un homme orgueilleux, qu'il porte « le nez haut »; et d'un indiscret, qu' « il fourre son nez partout ».

L'importun met son nez où il n'a que faire ; le gourmand a toujours son nez dans son assiette, comme le savant dans ses livres.

On dit d'un homme déconcerté, qu'il a un pan de nez ou un pied de nez : c'est que le nez, en ce cas, s'amincit, se resserre et s'allonge. Il existe, surtout dans le Midi, un proverbe opposé, pour indiquer une idée analogue : on y dit souvent d'un homme désappointé, qu'il resta *tout camus* ; c'est une autre tournure de cette locution : « il s'est cassé le nez ».

Quand on a du nez, on passe pour un malin ; mais si on se laisse mener par le bout du nez, on n'est qu'un simple nigaud.

Ne pas y voir plus loin que le bout de son nez indique une myopie intellectuelle fâcheuse pour qui en est doué. Si notre voisin nous pue au nez, nous lui conseillons d'émigrer en d'autres lieux ; pourvu qu'il n'aille pas se casser le nez à une porte encore moins hospitalière, c'est alors qu'il nous aurait dans le nez !

« Mon enfant, vous mentez, votre nez rougit, votre nez branle », dit-on souvent au marmot que l'on veut intimider ; c'est l'analogue de cet autre dicton : « Dis-moi la vérité, car je sais tout, *mon petit doigt me l'a dit.* »

« Mon petit bonhomme, ajoute-t-on souvent, il est fort malhonnête de venir rire au nez des gens ; si tu continues, je te donnerai sur le nez. » Donner sur le nez, au figuré, veut dire gronder quelqu'un, l'humilier ; mais ce sens figuré vient certainement de ce que rien n'est plus humiliant comme de recevoir une chiquenaude ou un coup sur le nez.

Dans certaines localités, où des duellistes avaient fait une sorte d'échelle comparative pour les insultes, l'individu qui, frappé d'un soufflet, avait donné une chiquenaude au nez de son adversaire, ou lui avait pincé le nez, était considéré comme demeurant en reste ; c'était au nez pincé l'insulte.

En Angleterre, pour bafouer quelqu'un, on lui crie : *to nose, to nose*, au nez, au nez ; semblablement dans la Basse-Saxe... *Nasen, ab nasen.*

Autres locutions populaires, qui ont trait à l'appendice nasal :

Il lui en pend autant au nez.

Il vaut mieux laisser son enfant morveux que de lui arracher le nez.

Il est si jeune, que si on lui tordait le nez, il en sortirait encore du lait.

Cela ne paraît pas plus que le nez au milieu du visage.

Ce n'est pas pour son nez.

Rire au nez de quelqu'un.

Lui faire un pied de nez.

Tirer les vers du nez.

Ce dernier dicton n'est pas une expression métaphorique : on peut citer un grand nombre d'exemples d'accidents déterminés par la présence de larves d'insectes dans les fosses nasales ; et il est assez remarquable que presque tous ces exemples ont été recueillis dans des pays méridionaux, sur des sujets au nez épaté et atteints d'une ulcération ou d'un écoulement fétide de la membrane pituitaire ; ce que confirme encore une observation publiée par M. D'ASTROS, médecin de l'Hôtel-Dieu d'Aix-en-Provence. Elle prouve que la grosse mouche bleue de la viande, trompée par l'odeur qui s'exhale des organes d'un punais, peut venir déposer des œufs dans les anfractuosités des fosses nasales d'un tel individu. Chez la femme que cet habile praticien a eu occasion de voir, il sortit cent-treize vers par les narines ; les mouches carniaires seules peuvent pondre une telle quantité d'œufs (1).

KERKRING, dans ses *Observations anatomiques*, rapporte le fait suivant : « Une femme d'Amsterdam rejeta un ver par les narines : il avait des pieds innombrables, la queue fourchue et, sur la tête, des cornes proéminentes. » Au texte, KERKRING a joint une figure qui ne laisse aucun doute dans l'esprit : c'est un « géophile » qu'il a observé.

Un grand nombre d'auteurs, parmi lesquels les Arabes, FERNEL, Thomas de VEIGUE, se contentent d'affirmer qu'on a vu souvent des vers sortir du nez, mais sans préciser. D'autres sont plus explicites. BENIVENIUS a vu un ver, long d'une palme, rejeté par la narine droite, après des douleurs de tête. DUREL, TULPIUS, HOULLIER, ont observé les mêmes cas, et toujours avec de la céphalalgie. Il est probable que les parasites observés dans ces cas étaient des ascarides erratiques.

Enfin, ZACUTUS LUSITANUS parle d'un homme qu'on soignait par le mercure pour une céphalée qu'on pensait d'origine spécifique, et qui rejeta par le nez un ver noir, rond, gros, tout à fait semblable à ceux qu'on trouve dans le fromage. D'après la similitude de ce ver avec ceux du fromage, il est permis de supposer que c'était une larve de mouche.

(1) H. CLOQUET, *Osphrésiologie*, 1821.

Ambroise Paré a fait en ces termes la relation d'une observation de Fernel :

M. Fernel écrit d'un soldat, lequel était fort camus, tellement qu'il ne pouvait se moucher aucunement, si bien que de l'excrément retenu et pourri, s'engendrèrent deux vers velus et cornus de la grosseur d'un demi-doigt, lesquels le rendirent furieux par l'espace de vingt jours et furent la cause de sa mort. Tu en vois la figure.

D'après la figure de Paré, figure dessinée d'après le récit de Fernel et l'imagination d'Ambroise Paré, car celui-ci n'avait pas vu le parasite, on pense avoir affaire à une grosse larve de mouche. Mais, d'un autre côté, Kerkring, à la suite de son observation que nous avons rapportée, ajoute que Paré décrit un ver semblable dans ses OEuvres, et on peut voir une certaine analogie entre « le ver velu et cornu » de Paré et les « pieds innombrables et les cornes proéminentes » du parasite décrit par Kerkring.

Récemment, le Dr Souques présentait à ses collègues une fillette de huit ans qui, à la grande stupéfaction de ses parents, mouchait de temps à autre des vers. Ceux-ci furent examinés au Muséum, et, comme il le supposait, M. Souques découvrit la supercherie : la fillette, pour se rendre intéressante, cueillait dans les fruits les vers qui y sommeillaient, puis se les introduisait tout simplement dans les narines. Elle a bien promis de ne plus recommencer, mais comme c'est une parfaite mythomane, il est probable qu'elle trouvera d'autres moyens de mystifier son monde.

Il sent la moutarde lui monter au Nez.

Les Hébreux mettaient la colère dans le nez : *ascendit fumus de naribus ejus ; de naribus ejus procedit fumus.*

Les anciens auteurs, grecs et latins, parlent à peu près de même. PERSE et PLAUTE n'ont-ils pas dit, le premier (Satire V) :

Disce : sed ira cadat naso, rugosaque sanna ;

et le second :

Fames et mors bilem in naso conciunt ?

Cette idée de placer la colère dans le nez vient sans doute de ce que, chez celui qui se met en colère, les muscles du nez se froncent, et le font paraître plus raccourci qu'il n'était ; ce qui est plus ou moins sensible chez les uns que chez les autres, suivant la force ou la grandeur de ces muscles.

Il a le nez creux.

Avoir le nez creux, c'est ne pas l'avoir bouché : cette expression correspond exactement au latin *emuncta naris.* PHÈDRE appelle un vieillard avisé *vir emunctæ naris.*

Les écrivains latins affectionnaient ces métaphores tirées de l'appendice nasal. Ainsi, pour MARTIAL, « avoir du goût », c'est *habere nasum ;* dans HORACE, dans AUSONE, *acutæ nares* expriment la raillerie, la dérison. PERSE rend la même idée par *uncæ nares ;* pour traduire l'idée opposée, « manquer de flair », HORACE dit *nares obesæ,* « le nez épais » ; c'est le contraire du *nez bien mouché* de PHÈDRE.

On voit que cette façon de parler peut se réclamer de parrains respectables et que, depuis plus de deux mille ans, elle fait partie du vocabulaire de la bonne compagnie, tant à Rome qu'à Paris.

Parler du Nez.

Du temps de PERSE, écrit le Dr C. JAMES, « il était devenu de mode, parmi les hommes, de parler du nez » :

Rancidulum quiddam balba de nare locutus.

La Rhinoplastie. — Ses Origines.

En général, on attribue à l'italien Gasp. TAGLIA-COZZI, ou, suivant d'autres, à TAGLIAGUERSO, mort à Bologne en 1599 (1), l'invention d'un procédé pour restaurer les nez, en réunissant avec les contours de la cicatrice, rendue saignante, la peau d'une partie de l'avant-bras, ou plutôt du bras. Cependant, cette méthode, originaire probablement de la Calabre, ou de la Sicile, était déjà connue deux siècles avant que Tagliacozzi en fît le sujet d'un livre qui lui en a fait attribuer la découverte.

Dans un traité sur la rhinoplastie, ou réparation

(1) Dans un écrit de 1562, il est déjà parlé d'un archer qui avait « un nez d'argent ». (V. *Archives curieuses de l'hist. de France*, 1re série, t. VI, 38 ; et VIEUX-NEUF, d'ED. FOURNIER, t. I, 137).

des nez, publié en 1597, in-folio, sous le titre : *De curtorum chirurgia per insitionem*, l'auteur, Tagliacozzi, emploie dix-huit chapitres, sur quarante-cinq dont son ouvrage est composé, à prouver l'importance, l'excellence et la dignité du nez, des lèvres et des oreilles, et, dans ce but, il invoque tour à tour l'autorité des médecins, des orateurs, des poètes, de la Bible et des Pères de l'Eglise.

Dès 1520, en effet, Lanfranc traitait de menteur impudent quiconque se vantait de réussir à rajuster un nez coupé, après l'avoir tenu dans sa main. Il fallait donc bien qu'alors il fût déjà question de cette manœuvre.

Guy de Chauliac, qui vivait peu de temps après Lanfranc, et qui a écrit vers la fin du quatorzième siècle, s'exprime de la même manière. Il s'élève contre les jongleurs qui prétendent avoir guéri des nez entièrement décollés de la tête.

Au quinzième siècle, Jérôme Braunschweig tient le même langage, et il regarde tous les faits rapportés à ce sujet comme controversés.

Mais, vers 1450, un chirurgien sicilien, nommé Branca, possédait l'art de fabriquer les nez, ainsi que le rapporte P. Ranzano, évêque de Lucera ; et son fils, Antonio, avait perfectionné sa méthode.

Gabriel Fallopio et André Vésale, qui moururent entre 1563 et 1564, ont aussi consacré quelques pages à la description d'une opération que le premier de ces auteurs désapprouve à peu près complètement, conseillant de rester mutilé, plutôt que de se soumettre à des tourments qui durent jusqu'à douze mois entiers.

Paracelse, qui ne pouvait avoir entendu parler de Tagliacozzi, puisqu'il mourut en 1541, cinq ans avant que ce dernier vint au monde, a également dit quelques mots de la restauration des nez.

L'art de raccommoder les nez paraît s'être perdu en Calabre vers la fin du seizième siècle. Mais cet art n'était point perdu pour le reste de l'Italie. Ambroise Paré, qui écrivait en 1574, parle d'un chirurgien de ce pays, qui, par son artifice, refaisait des nez de chair.

Nous avons ce témoignage, ajoute-t-il, d'un gentilhomme nommé le cadet de Saint-Thoan, lequel ayant perdu le nez, et porté longtemps un d'argent, se fascha pour la remarque, qui n'estoit sans une risée lorsqu'il estoit en compagnie. Et ayant ouy dire qu'il y avoit en Italie un maistre refaiseur de nez perdus, s'en alla le trouver qui le lui refaçonna, comme une infinité de gens l'ont veu depuis, non sans grande admiration de ceux qui l'avoyent cogneu auparavant avec un nez d'argent.

Peut-être s'agit-il ici de Gasp. Tagliacozzi, qui florissait à Bologne vers la fin du seizième siècle, et dont l'ouvrage parut à Venise en 1597.

Philippe Salmuth, J.-N. Pfitzer ont préconisé les avantages qui résultaient du mode d'opérer du chirurgien Tagliacozzi, et l'honneur de l'invention lui est généralement demeuré, ce qui lui attira de grandes distinctions et l'admiration générale ; car, lorsqu'il vint à mourir, en 1599, on lui éleva, dans l'amphithéâtre d'anatomie de Bologne, une statue qui le représentait tenant un nez dans la main droite.

Mutilations nasales.

La rhinoplastie aurait été rendue fréquemment nécessaire par les ravages dus à la syphilis, d'après Puschmann. Cet auteur raconte, sous forme anecdotique, que la perte du nez pouvait être aussi le résultat d'une condamnation : une ordonnance de l'empereur Frédéric II punissait de cette peine les adultères et les mères qui livraient leur fille à la prostitution.

Une ordonnance de police d'Augsbourg, de l'année 1276, ordonnait qu'on coupât le nez aux « demoiselles ambulantes ou caqueteuses », si elles se promenaient dans la rue pendant le jeûne, et le samedi soir, sauf cependant quand les nobles étrangers se trouvaient dans la ville.

*
* *

Le nez est la partie du corps qui a toujours eu le plus à souffrir de la haine, de la justice, du dévouement ou de l'honneur. Les Egyptiens, les Grecs et les Romains coupaient le nez aux femmes adultères.

« Dans certains cantons de l'Allemagne, dit un auteur, on vise au nez dans les duels et on en abat un bon nombre. »

Il fut un temps où un homme dont la santé avait souffert de ses rapports avec une fille publique, était en droit de lui couper le nez et de la marquer par là d'un sceau indélébile, pour la signaler de la sorte au mépris et à l'horreur des victimes qu'elle voudrait faire encore.

Au témoignage de François COLLETET, dans ses *Tracas de Paris*, tout homme, qui prétendait avoir à se plaindre d'une atteinte reçue dans sa santé et résultant d'un commerce impur, pouvait punir la femme qu'il accusait de cette mésaventure ; le châtiment requis en pareil cas était la mutilation du nez ou des oreilles de la coupable.

Au XVIIe siècle, une ordonnance fut publiée, qui portait que les filles trouvées en compagnie de soldats auraient le nez et les oreilles coupées.

Ces ordres barbares furent exécutés strictement : le lundi 7 juillet 1687, le sieur DUPLESSIS apportait à la Salpétrière une lettre de cachet du roi, pour y recevoir les nommées Catherine CARBON et Antoinette de CAMBROIS, lesquelles avaient eu le nez coupé, par jugement du *Conseil de guerre* (sic), à cause de leur mauvaise vie (1).

Chez les Egyptiens, on coupait le nez à la femme adultère, pour enlaidir à jamais celle qui avait employé sa beauté à la débauche ; et EZÉCHIEL menace de ce supplice ignominieux, qui vengeait mais ne réparait pas l'injure, les habitants de Jérusalem chez qui la corruption s'était glissée.

Les plus grands personnages n'ont pas toujours

(1) *Les Maisons closes au* XVIIIe *siècle*, par G. CAPON, 7.

été à l'abri de la perte de leur nez, témoin JUSTINIEN, qui fut surnommé RHINOTMÈTE, pour cette raison.

La mutilation du nez a été employée, dans un but de vengeance, dès la plus haute antiquité.

MARTIAL et VIRGILE en ont parlé :

Quis tibi persuasit nares abscindere mœcho ?

écrit MARTIAL (III, 85). Le mari qui surprenait son rival lui demandait de l'argent, et, s'il ne pouvait lui en donner, il l'amputait du nez.

VIRGILE, dans le 6ᵉ chant de l'*Enéide*, nous fait un portrait navrant de l'infortuné fils de PRIAM, DÉIPHOBE, dont les mutilations nasales avaient excité la pitié du poète.

Dans des temps plus modernes, nous voyons l'impératrice ELISABETH de Russie se venger de deux femmes de l'aristocratie, toutes deux réputées pour leur beauté, en leur faisant subir le supplice infligé au fils de PRIAM.

C'est dans la catégorie des sadiques que doivent être rangés les « mangeurs de nez », dont nous entretiennent de temps à autre les faits-diversiers.

MÉRAT et DELENS, à l'article *Nicotiana*, mentionnent qu'un empereur des Turcs, AMURATH IV, si notre mémoire est fidèle, faisait couper le nez à ceux que ses agents surprenaient en train de fumer. Autre temps, autres mœurs ! Heureusement pour les sectateurs de l'herbe à NICOT.

*
* *

« Actisanes, roi d'Ethiopie, s'étant emparé de
l'Egypte et voyant que le larcin y était commun,
fit couper le nez à tous ceux qui en étaient convaincus ; de façon que, le nombre des nez coupés
croissant de jour en jour, il bâtit une ville dans
le désert, nommée *Rhinocera,* comme qui dirait :
narine coupée ; et l'on peut dire que les bourgeois
de cette ville étaient exempts de porter des lunettes..... » Nous laissons l'honneur de ce trait à
l'auteur de « l'Histoire générale des Larrons », à
qui cette citation est empruntée (1).

*
* *

La mutilation du nez, comme procédé de justice
sommaire, a surtout été pratiquée dans l'Inde sur
les esclaves ; en Italie, sur les malfaiteurs.

Du reste, le code pénal de plusieurs nations a
classé parmi les châtiments humiliants la perte du nez.

Les Musulmans coupaient les nez des chrétiens,
les salaient et les envoyaient au sultan par bois-
seaux. Le pape Sixte-Quint faisait couper le nez à
tous les voleurs qu'on pouvait capturer.

*
* *

Peignot, dans ses *Predicatoriana,* a tiré de l'*Histoire de Lombardie* ce trait curieux : dans un ser-
mon sur les devoirs des femmes, Pierre Marini,
religieux Augustin, un des confesseurs du roi René

______

(1) *L'Esprit des Voleurs,* par Emile Colombey, 6.

d'Anjou, comte de Provence, à l'occasion des femmes qui ont préféré l'honneur à la vie, rapporte l'exemple d'une dame de la maison de Grimaldi, qui, à la prise d'une ville, craignant qu'on ne fît violence à ses filles, leur couvrit le sein de morceaux de viande fétide.

De même, en l'an 869, des religieuses de Marseille, au nombre de quarante, ayant sainte Eusébie comme supérieure, se coupèrent le nez et se déchirèrent le visage et les seins, espérant échapper ainsi aux insultes des Sarrasins. Ce sacrifice ne leur épargna pas la honte de la souillure.

Dans plusieurs circonstances mémorables, des centaines de nez sont tombés en holocauste sur l'autel de la chasteté. Les femmes et les filles d'Angleterre se le coupèrent, pour se rendre hideuses aux yeux des Danois et empêcher les conquérants d'attenter à leur honneur.

*
* *

Il fut un temps où, en France, on coupait le nez aux blasphémateurs.

Certaine reine d'Angleterre fit ordonner, par un bill du Parlement, qu'on le tranchât à quiconque parlait d'elle ou de son gouvernement d'une manière injurieuse.

Pourquoi Michel-Ange avait le nez de travers.

Un compatriote, un élève, un ami, un des plus grands admirateurs du divin Buonarroti (c'est la seule épithète qu'il lui donne dans ses *Mémoires*),

Benvenuto Cellini enfin, cet homme étrange et
puissant, qui avait tant de rapports de génie et de
caractère avec le grand Michel-Ange, nous initie
aux mystères de cette haine aveugle et jalouse que
lui avaient vouée en secret ses compagnons d'apprentissage. Voici le récit textuel de l'orfèvre florentin :

Vers ce temps (c'était en 1518, trente ans après l'évé-
nement ; Cellini n'en avait que dix-huit, et il ressentait,
avec toute la vivacité de la jeunesse, l'outrage fait à
Michel-Ange) ; vers ce temps-là, écrit Cellini, arriva à
Florence un sculpteur nommé Pierre Torregiani ; il
venait d'Angleterre, où il avait passé plusieurs années.
Cet homme, en voyant mes dessins et mes travaux, me
dit : « Je suis venu à Florence pour enlever le plus de
jeunes gens que je puis. Je dois faire un grand ouvrage
pour mon roi (le roi d'Angleterre), et je ne veux pour
mes aides que mes compatriotes ; et comme ta manière
de travailler et de dessiner est plus celle d'un sculpteur
que d'un orfèvre, je t'emmène, et je te rendrai du même
coup savant et riche. »
C'était un homme hardi et fier que Torregiani, d'une
grande beauté et d'une noble tournure. Son air, ses
gestes, sa voix sonore étaient plus d'un soldat que d'un
artiste ; il avait un froncement de sourcils à effrayer
les plus résolus, et tous les jours il me venait raconter
quelques-uns de ses exploits avec ces bêtes d'Anglais (textuel). Un jour, nous causions de Michel-Ange Buonarroti ; Torregiani, en tenant à la main un dessin que
je venais de copier d'après le grand artiste (il divinis-
simo), me dit ainsi :
« Le Buonarroti et moi, nous allions travailler tout
enfants à l'église du Carmine, dans la chapelle de Ma-
saccio, et comme il avait l'habitude de railler tous ceux
qui dessinaient avec lui, un jour, m'étant fâché plus
que de coutume, je serrai la main et lui donnai sur le

visage un si violent coup de poing, que je sentis se briser sous les doigts l'os et le cartilage du nez, si bien qu'il en portera la marque toute sa vie. »

Ces paroles, ajoute le jeune homme indigné, me révoltèrent tellement, moi qui avais constamment sous les yeux les œuvres du divin Michel-Ange, que j'en conçus pour Torregiani une haine si implacable, que non seulement l'envie me passa de le suivre en Angleterre, mais encore que je ne pouvais ni le voir, ni le sentir.

Noble et généreuse colère ! digne à la fois de celui qui l'avait inspirée et de celui qui l'avait ressentie. Il est vrai que MICHEL-ANGE, à son insu peut-être, commettait tous les jours un nouveau crime, qui devait attirer sur lui la vengeance de ses camarades et la jalousie de ses maîtres : le malheureux artiste ne pouvait parvenir à se corriger de son génie !

Le Nez et l'Ethnographie.

Au point de vue ethnique, le nez est perforé, comme les oreilles, chez certaines peuplades de l'Asie ou de l'Amérique du Sud. Il sert, comme celles-ci, de support à une multitude d'objets, depuis l'anneau d'or des Péruviennes, jusqu'à l'os bien connu de ce chef Néo-Zélandais qui lui croisait entièrement le visage, en passant à travers la cloison, et que les matelots appelaient « la vergue de beaupré ».

La même coutume est adoptée par les peuples de la Nouvelle-Calédonie, de la Nouvelle-Guinée, de l'Australie, des îles Aléoutiennes.

La cloison n'est pas, d'ailleurs, la seule partie endommagée ; les ailes du nez, surtout la gauche, sont perforées chez les hommes des côtes de la mer Rouge, des Indes, de l'Himalaya, les Arabes, pour supporter ou non un ornement de cuivre ou de corail.

Une autre mutilation consiste à élargir la base du nez, en comprimant les os propres de cet organe chez l'enfant.

*
* *

DOMENY DE RIENZY, qui a parcouru toute l'Océanie, dit qu'il n'a jamais vu un sauvage en embrasser un autre de son sexe, ou même d'un sexe différent. Chez la plupart des insulaires du grand Océan, la manière de saluer consiste à se frotter mutuellement nez contre nez.

Comme dans toute la Polynésie, en Nouvelle-Zélande on se salue par le frottement du nez et on n'a aucune idée du baiser des Européens. Le salut du nez par attouchements existe à quinze cents lieues à la ronde.

Dans ses *Voyages de découvertes aux terres australes*, de 1800 à 1804, François PÉRON a fait des observations du même genre, que De BONALD n'a pas hésité à citer, dans ses *Recherches philosophiques :*

En vain, dit Péron, je m'adressai à plusieurs d'entre eux pour leur faire concevoir ce que je désirais connaître (s'ils avaient dans leur langue les mots d'embrasser et de caresser) : leur intelligence se trouvait en défaut. Quand, pour ne laisser aucun doute sur l'objet de ma demande, je voulais approcher ma figure de la leur pour les embrasser, ils avaient pris cet air de surprise qu'une action inconnue excite en nous et que j'avais observé parmi les indigènes du canal d'Entre-casseaux ; et quand, les embrassant effectivement, je leur disais : « Comment cela s'appelle-t-il? » — Je ne sais pas, était leur réponse. L'idée de caresser paraissait leur être étrangère. En vain, je faisais des gestes propres à caractériser cette action ; leur surprise annonçait leur ignorance. Ainsi donc, ces deux actions si pleines de charme, et qui nous paraissent si naturelles, les baisers et les caresses affectueuses, semblaient inconnues à ces peuplades féroces et grossières.. Je n'ai jamais vu, soit à la terre de Diémen, soit à la Nouvelle-Hollande, aucun sauvage en embrasser un autre de son sexe ou même d'un sexe différent.

Dans son *Voyage dans la mer du Pacifique*, de 1821 à 1823, le capitaine anglais PARRY écrit, à propos d'une tribu d'Esquimaux de l'Amérique septentrionale :

Quoique les Esquimaux soient naturellement flegmatiques, ils ne sont pas étrangers à la tendresse conjugale, et l'on voit fréquemment de jeunes couples frotter leurs nez l'un contre l'autre, ce qui est une plus grande preuve d'affection.

C'est par ce frottement que les Esquimaux témoignent leur reconnaissance aux étrangers dont ils ont reçu quelques cadeux d'Europe.

L'Esthétique du Nez, d'après les Anciens.

La plupart des peuples de l'antiquité faisaient le plus grand cas de la beauté du nez. PLATON et PLUTARQUE assurent que les Perses trouvaient dans un nez bien conformé le signe des qualités les plus convenables à un souverain, et que CYRUS, leur premier roi, avait un nez aquilin. Aussi, chez eux, au rapport du premier de ces auteurs, les eunuques chargés de l'éducation des princes s'occupaient avec soin de façonner leur nez d'une manière élégante.

Chez les Hébreux, le Lévitique excluait du sacerdoce ceux qui avaient le nez mal fait. Chez les mêmes Hébreux, il était défendu de recevoir, pour le service de l'autel, un homme qui aurait eu le nez *trop petit, trop grand,* ou *tortu.* Quant aux nez tortus, aux *nez de perroquets,* cela se conçoit ; cela s'explique aussi, à la rigueur, pour les *petits nez,* car il est probable que le Lévitique entendait par là les *nez camards* (ce qui pouvait constituer une différence de race) ; mais on ne conçoit guère la défense pour les grands nez : *jamais un grand nez ne gâta un beau visage.*

Les modernes, en effet, sont presque d'accord en cela avec les anciens, qui ne trouvaient jamais un grand nez difforme, mais nourrissaient au contraire une aversion prononcée contre les petits nez.

PLATON nomme le nez aquilin un *nez royal :* ASPASIE, ACHILLE, PARIS, CYRUS, avaient des nez aquilins.

Au contraire, les Kalmouks regardent le nez camard comme la perle des nez, et la célèbre beauté, que GENGHIS avait pour femme, n'offrait, au rapport de RUBRUQUIS, que deux narines au lieu de nez.

Les Hottentots pressaient le nez des enfants pour l'aplatir ; tandis que les Perses travaillaient le nez de leurs jeunes princes, pour les rendre semblables au nez aquilin de CYRUS.

Qu'inférer de là ? que la beauté est relative ? Oui, pour ceux à qui manque le sens du beau ; mais, quoi qu'en puissent dire les logiciens, nous préférons le nez de l'*Apollon* du Belvédère au nez de la Vénus hottentote.

Quant à la décoration accessoire du nez, nous savons des gens qui, tout en ne s'extasiant pas devant les arêtes de poisson et les chevilles de bois dont certaines peuplades traversent leur nez, ne sont pas autrement choqués de voir les anneaux d'or qu'y suspendent beaucoup de femmes en Orient ; au travers de ces anneaux, elles embrassent leurs époux, et cela, dit-on, est gracieux. Cependant, on peut supposer que l'origine de cet anneau n'est pas fondée sur un sentiment du beau, mais doit plutôt être considérée comme un signe ancien d'infériorité relative à l'homme. Le cercle au nez était l'indice de l'esclavage : on met un cercle au nez des buffles.

*
* *

L'anneau auriculaire ou nasal est toujours considéré comme un emblème de passivité, d'esclavage. *Mener quelqu'un par l'oreille ou par le nez*, sont des expressions courantes, qui nous reportent à une époque où c'était, sans métaphore, avec de réels anneaux qu'on menait les esclaves, comme on conduit aujourd'hui les taureaux, les ours, etc.

L'anneau dans le nez, signe de captivité au premier chef, se retrouve chez les anciens Juifs, dans l'ancienne Egypte, chez les Arabes, et dans l'Inde.

*
* *

Les anneaux pendant sous le nez (1) étaient d'or ou d'ivoire, et parfois ornés de perles. ELIEZER donna à RACHEL un anneau d'or de ce genre, qui pesait un demi-sicle. Beaucoup de femmes de la campagne et du désert portent encore cette parure à un des deux côtés du nez, qu'elles percent comme les oreilles ; et cette coutume est en usage dans beaucoup d'autres contrées de l'Orient, surtout parmi les danseuses et les odalisques.

*
* *

S'insérer un anneau à la base du nez paraît à une Française une chose terrible, n'est-il pas vrai ? Au contraire, les Péruviens, qui introduisaient dans le cartilage médian de leur nez un cercle d'or ou d'argent massif, devaient trouver que c'est une erreur des femmes civilisées de mettre à leurs oreilles leurs plus précieux bijoux.

*
* *

Il y a peu d'années encore, les habitants de l'île San Salvador collaient au bout de leur nez des

(1) *Mœurs anciennes des Juifs*, par le Dr Ermete PIEROTTI, 74.

14

feuilles d'or aussi minces qu'éclatantes. Certains Arabes y attachent un grand anneau de métal.

Dans le Guzarate, les femmes, renchérissant encore sur l'usage, y enfilent plusieurs bagues, et se rient des Européennes qui en ornent de préférence les doigts de leurs mains. Ces Indiennes, ne se mouchant presque jamais, dit MONADESTO, ne sont point autrement incommodées par cette mode étrange.

A Cayenne, les insulaires suspendent à leur nez des piécettes d'argent ; ou encore, ce qui est très apprécié, un gros grain de cristal vert.

D'autres peuples pratiquent dans le fibro-cartilage du nez une large incision et y fixent, comme breloques, nombre de petits objets vulgaires, tels que : os d'oiseaux, arêtes de poissons, morceaux de bois odorants. Plus le bâtonnet est gros, plus l'ornement est réputé luxueux et de bon goût.

Quand un bâton est retiré, c'est pour être remplacé par un autre, plus gros encore. La section de ces bouts de bois, enchâssés dans un cercle de chairs déformées, atteint quelquefois o m. o4 de diamètre. Par contre, dans la grande Tartarie, le nez, pour être beau, doit être petit à l'excès (1).

*
* *

Dans plusieurs pays, la mère déforme avec les mains le nez du nouveau-né, de façon à le modeler suivant un type nouveau. Les Malais, les Polyné-

(1) F. NICOLAY, *Hist. des Croyances*, t. II.

siens l'aplatissent ; certaines tribus australiennes recourbent la pointe en bas, de manière à simuler le type que nous nommons aquilin.

Le Nez dans la Littérature.

Chez toutes les natures impressionnables, l'acuité des sens est un phénomène d'observation courante. Les littérateurs semblent avoir, à cet égard, une grâce d'état ; les littérateurs, nous devrions généraliser : tous ceux qui travaillent cérébralement, et ont une abondance d'influx nerveux à dépenser.

Si vous avez lu le Journal des GONCOURT, n'êtes-vous pas resté en admiration devant cette puissance de reproduction, comme sur une plaque sensibilisée, de ce qui vibre autour d'eux et dont ils vibrent à leur tour ? « On sent, dans le style des Goncourt, a dit un pénétrant critique, la vibration même de leurs nerfs trop tendus (1). »

Mais tenons-nous en à l'extériorisation pure. GONCOURT, comme LOTI, comme BAUDELAIRE, comme ZOLA, auquel nous allons arriver comme le plus démonstratif de notre thèse, a l'un des cinq sens particulièrement développé, celui-là même qui deviendra extraordinairement subtil chez le père des ROUGON-MACQUART : le sens de l'odorat.

L'odorat acquiert chez les Goncourt des fonctions presque anormales, tellement elles sont grandies, nous dirions presque hypertrophiées. Mais ce qui nous rend leur *cas* particulièrement attachant, c'est qu'il y faut un état morbide : le sens de l'odorat,

(1) JULES LEMAITRE.

chez les Goncourt, acquiert une force singulière dans un accès de migraine.

Chez Berthelot, un homme de science égaré dans la littérature, les excès de travail développent surtout le sens de l'ouïe. Ce sont aussi les impressions reçues par l'oreille qui ont inspiré à Fromentin son beau morceau sur la poésie du silence, dans la solitude du désert.

Le poète des *Fleurs du Mal* s'est montré plus sensible à la griserie des odeurs. La vie de Baudelaire, au dire de Théophile Gautier, qui, lui, se plaisait aux séductions de l'œil, se passa à composer « un bouquet de fleurs étranges, aux couleurs métalliques, aux parfums vertigineux, dont le calice, au lieu de rosée, contient d'âcres larmes, ou des gouttes d'*aqua tofana* ». Mais Baudelaire est un sensitif dont l'âme « voltige sur les parfums, comme l'âme des autres hommes voltige sur la musique ». Pour l'auteur des *Paradis artificiels*, l'âme des choses se transformait en capiteuses exhalaisons, dont il adorait s'enivrer.

Encore un olfactif que l'exotique troublant, l'époux de Rarahu et d'Azyadé, Pierre Loti. Loti, c'est un clavier complet de sensations, dont le nez rendrait les notes aiguës. Ce nez a une silhouette qui mérite qu'on la croque. Georges Rodenbach y a pourvu.

Le nez de Loti est « un nez busqué et embusqué ; un nez de proie qui hume, devine, attire toute senteur éparse, la captive, la différencie ; et c'est ainsi en ce joli livre, le *Mariage de Loti*, quand il nous promène avec Rarahu dans les nuits voluptueuses de Taïti, que nous percevons vraiment l'odeur des sexes et des plantes en route vers les étoiles. » Ce que J. Lemaître exprimera à sa manière faite de charmante ironie : « Pierre Loti, la plus délicate machine à sensations que j'ai jamais rencontrée ! »

*
* *

Comme il laisse loin derrière lui tous ses rivaux en gloire, comme il les distance, « le musicien, le symphoniste des odeurs », qui a servi de prétexte à l'amusante fantaisie physiologico-littéraire (1) dont nous voudrions donner un raccourci !

On le voit entrer en lice le nez triomphant, le nez fureteur, « qui interroge, qui approuve, qui condamne ; le nez qui est gai, le nez qui est triste : un vrai nez de chien de chasse, dont les impressions, les sensations, les appétences divisent le bout en deux petits lobes, qu'on dirait, par moment, frétillants » (2). Ne l'avez-vous pas flairé « le romancier aux narines frémissantes, au flair subtil, toujours chatouillé par les mystérieux effluves de l'air; l'homme qui a vécu le plus par le nez, qui ait le plus souffert et le plus joui de l'odeur des choses, qui a été remué le plus délicieusement par tous les parfums, qui a été le plus soulevé de dégoût pour toutes les puanteurs » ? Voilà qui est nouveau comme procédé critique et Zola, qui a posé tant de fois devant l'objectif, de profil, de trois-quarts ou

---

(1) L. Bernard, *Les odeurs dans les romans de Zola.*
(2) De Goncourt, *Journal*, passim.

de face, se trouve « instantanéisé » dans une attitude où nous n'avons pas coutume de le surprendre.

Est-ce un amusant paradoxe qu'a voulu soutenir M. Léopold BERNARD, en relevant dans l'œuvre du maître tout ce qui accuse une extrême sensibilité de l'odorat ? Ne veut-il s'attacher à démontrer, ce qui serait plus malicieux encore, que Zola rapporte tous ses jugements, sa manière de penser et d'écrire, à son organe olfactif ? En tout état de cause, le développement est plaisant et mérite de retenir l'attention.

Vous semblera-t-il, comme à nous, assez pince-sans-rire, ce M. BERNARD, dans cette boutade d'humour :

Est-ce illusion d'un esprit trop prévenu, trop plein de son sujet, toujours est-il que, dans les portraits de Zola que j'ai eus sous les yeux, c'est le nez qui m'a frappé le plus : le front est large, bien découvert, encadré de cheveux taillés court et plantés droit ; la barbe est fourrée, touffue, à crins droits et forts, coupés en brosse ; le regard est froid, perçant, aigu, bien qu'un peu émoussé par les verres d'un binocle ; les lèvres disparaissent sous la moustache, qui ne laisse voir qu'à moitié le trait de la bouche ; seul, le nez est en pleine lumière au centre du visage : il est charnu, élargi, percé de deux grosses narines, qui semblent frémir et humer l'air où elles baignent. Rien qu'à voir ce nez puissant, aux ailes dilatées, on s'explique les descriptions prestigieuses du Paradou, la fameuse symphonie des fromages et tant d'autres concertos d'odeurs non moins étourdissants, bien que moins connus.

N'allez pas croire que l'auteur s'arrête en si beau chemin. Les prémisses sont posées, il poursuivra jusqu'au bout la démonstration, sans nous faire grâce du moindre passage des œuvres du robuste ouvrier de lettres où il trouve à puiser un argument.

Il va nous le montrer excellant « à noter les odeurs, à les décrire, à les analyser, à les classer, à saisir leurs secrètes harmonies, leurs mystérieuses correspondances avec les sentiments et les idées, leur sourde mais néanmoins irrésistible influence sur les résolutions et la conduite ». Pour peu que vous le pressiez, il vous déclarera que ZOLA est le créateur d'une terminologie spéciale, d'une langue des odeurs qu'il n'a peut-être pas établie de toutes pièces, mais qu'il a, cela n'est pas douteux, prodigieusement enrichie. Que si vous doutez, les preuves sont là pour vous convaincre, et faire fléchir votre scepticisme railleur.

A chaque page et, dans certaines pages, à chaque ligne, la virtuosité est manifeste. Les choses inanimées, autant et plus que les personnages eux-mêmes, ont leur odeur, dégagent leur parfum.

Les nuages qui passent chargés d'électricité, les brises qui soufflent du large ou qui viennent de la terre, le sable du rivage, les pierres du chemin, les mottes de terre que retourne la charrue, les herbes des prairies, les fleurs, les grands arbres, les eaux courantes des rivières ou les eaux dormantes et croupissantes des marais, les maisons, les bêtes, les hommes et leurs vêtements, tout dégage au loin une odeur caractéristique, révélatrice de son individualité, de sa constitution intime, de ses vertus bienfaisantes, de ses propriétés nuisibles, de son tempérament, de son caractère, de ses habitudes, de sa physionomie morale. Aussi, pour Zola, le signalement d'un objet ou d'une personne n'est complet que s'il a noté d'un mot expressif l'odeur qu'il exhale.

Que Mouret entre dans la chambre de l'abbé, il ne tardera pas à trouver qu'il s'en exhale « une odeur de prêtre, un homme autrement fait que les autres ». L'abbé Mouret, de son côté, pénétrant dans la maison en ruines de Jeanbernat, sera pris à « la gorge par une odeur de damnation ». Se remémore-t-il les années de séminaire, l'abbé revoit en imagination « cet ancien couvent du vieux Plassans, tout plein d'une odeur séculaire de dévotion ». Mais qu'il évoque la délicieuse image d'Albine, dans cette nuit qu'il passe accoudé à sa fenêtre, ce sont des bouffées de senteurs qui lui empourprent la face, qui accélèrent le pouls et lui brûlent le sang. Tout conspire pour l'étourdir : la chaleur des terres rouges, les sueurs humaines, les senteurs fades du cimetière, les odeurs des filles, mélangées aux odeurs d'encens, les vapeurs du fumier et les fermentations des fermes, et se dégageant, superbe dans sa floraison, cet arbuste vivace, Albine, « fleur naturelle de ces odeurs », qui « parfume l'abbé de son long rire ». C'est dans tout l'éclat de la beauté ensorceleuse qu'Albine, la fillette sauvage du Paradou, apparaîtra, comme en une vision céleste, à Serge ébloui ; Serge qui se risque à la suivre à peine des yeux, tant il arrive difficilement à dépouiller le vieil homme, l'adolescent « dont la bonne odeur » charmait ses maîtres au séminaire.

Dans l'*Assommoir*, nous retrouvons la même préoccupation de ZOLA à mettre en relief « l'odeur savonneuse, l'odeur fade, moite », du lavoir de la rue Neuve ; « l'odeur liquoreuse des tournées de vitriol », qui se répand dans l'atmosphère du cabaret du père Colombe ; « l'odeur de poussière ancienne et de saleté rance » du logis des Lorilleux.

Les personnages sont imprégnés chacun d'un parfum *sui generis*, « qui tient à l'âge, au sexe, à leur état de santé ou de maladie, à leurs vices secrets, à leur complexion héréditaire, à leurs qualités ».

Quand Lantier revient chez Gervaise, et que celle-ci déballe les loques qui sont empilées dans sa malle, « elle sent monter une odeur de tabac, une odeur d'homme malpropre, qui soigne seulement le dessus ».

L'oncle Bachelard, de *Pot-Bouille*, « exhale une odeur de débauche canaille, un fumet d'absinthe, de tabac, et de musc » ; alors que Mme Campardon a « une bonne odeur fraîche de fruit d'automne ».

Et Nana, ne doit-elle pas le meilleur de son succès à « une odeur de vice, une toute-puissance de femme dont le public se grise » ?

Dans le *Ventre de Paris*, le procédé est poussé à l'outrance. Toute cette population grouillante des Halles emporte dans les moindres plis de ses vêtements une odeur de frai, « une de ces odeurs épaisses, qui montent des joncs et des nénuphars vaseux, quand les œufs font éclater le ventre des poissons, pâmés d'amour au soleil ».

A quoi tient cette hantise constante des odeurs chez le romancier naturaliste ? Est-ce à un vice d'organisation, à une irritabilité spéciale des papilles nerveuses des fosses nasales ? Serait-ce, au contraire, de propos délibéré, que Zola, ayant voulu peindre la brute qui sommeille au fond de tout être humain, ait exalté de parti-pris les sens de la vie végétative, les ait mis sur le pied d'égalité avec les manifestations, d'ordre plus élevé, de la vie cérébrale ? Ce serait matière à discussion. Toujours est-il que le rôle des odeurs est au premier plan dans les divers ouvrages de Zola. Elles n'agissent pas seulement comme influence ambiante, elles vont jusqu'à avoir une action déterminante. Par instant, l'auteur les dramatise, leur donne une vie, témoin la célèbre *Symphonie des fromages*, où « toutes les haleines empestées de la fromagerie semblent souffler la médisance, la calomnie empoisonnée ».

Il est des odeurs chastes, il en est de perverses ; les unes inspirent les actions héroïques, tandis que les autres réveillent les pires instincts.

On pourrait se demander, avec M. L. Bernard, si Zola, « qui se pique tant d'observation et de vérité, n'a pas dépassé la juste mesure, en mettant ainsi des personnages dans une si étroite dépendance des impressions de leur odorat ». On pourrait le chicaner sur le rôle, par trop exclusif, qu'il attribue à la matière et protester, par suite, contre l'affaiblissement des facultés intellectuelles. Mais pourquoi s'embarrasser de tant de philosophie, quand nous sommes si peu certains que Zola y ait attaché lui-même l'importance que nous lui prêtons ? Restons-en plutôt sur cette impression, que M. Bernard a voulu nous amuser et aussi se divertir aux dépens de Zola, qui aura fait preuve d'esprit, s'il a ri le premier de cet élégant badinage.

Le Nez des Hommes célèbres.

Le nez pourrait fournir un chapitre à l'histoire des grands évènements engendrés par de petites causes.

Par exemple, que serait-il advenu du royaume de Perse, si Darius n'eût réprimé la révolte de la Babylonie ? Il ne se serait jamais emparé de Babylone, si Zopyre ne lui eût fait le sacrifice de son nez, et ne lui eût ouvert les portes de la ville, après s'y être introduit comme victime de la cruauté de son maître.

Le nez retroussé de Cléopatre, en charmant César et en captivant Antoine, blasés sur les nez grecs et romains, n'a-t-il pas changé la face du monde ?

****

Existe-t-il une relation entre le caractère d'un individu et la forme de son nez ? D'aucuns le prétendent, avec preuves à l'appui.

Saint-Simon avait un nez fin, aigu, qui dénotait l'acuité de son esprit : c'est un nez de curieux.

Catherine de Médicis, Elisabeth d'Angleterre, avaient de gros nez arqués, indice de domination et de cruauté; de même, Gambetta, la dictature du talent ; de Moltke, la dictature militaire ; Wagner, le génie de la musique, étaient bien partagés sous le rapport du nez.

Le nez fendu est le signe d'une grande bonté : Saint Vincent de Paul en avait été gratifié par la nature.

Le nez busqué est le nez du rêveur, du poète, du critique.

Défiez-vous des nez rouges, leur propriétaire ne vaut pas grand'chose : CROMWELL avait le nez rouge.

A remarquer que tous les grands hommes ont eu de grands nez. On ne connaît qu'une exception : c'est SOCRATE ; le philosophe était camus. Aussi, quelle existence lui fit XANTIPPE !

On peut, en tout cas, compter parmi les « bien nez » : VIRGILE, OVIDE, SOLON, DÉMOSTHÈNE, et le bel ALCIBIADE ; HIPPOCRATE et GALIEN, mais en est-on bien sûr : leur effigie est d'une authenticité si discutable ! Citons encore SCIPION, qui fut, de ce chef, surnommé *Nasica*. Ne pas oublier, de nos jours, M. GLADSTONE, le « *Great Old man* ».

Les réformateurs religieux, MAHOMET et LUTHER, avaient un appendice nasal de dimensions plus qu'honorables. Ajoutons à la liste le pape GRÉGOIRE XVI, MICHEL-ANGE, MAZARIN ; enfin, CYRANO DE BERGERAC. Dans la pièce de E. ROSTAND, CYRANO s'écrie :

> Vil camus, sot camard, tête plate, apprenez
> Que je m'enorgueillis d'un pareil appendice ;
> Attendu qu'un grand nez est proprement l'indice
> D'un homme affable, bon, courtois, spirituel,
> Libéral, courageux, tel que je suis...
> .....car la face sans gloire
> Que va chercher ma main en haut de votre col
> Est aussi dénuée... de fierté, d'envol,
> De lyrisme, de pittoresque, d'étincelle,
> De somptuosité, de nez enfin, que celle
> Que va chercher ma botte au bas de votre dos !

Or, l'histoire prouve que Cyrano ne fut ni bon, ni courtois ; ce fut, au contraire, un bilieux, un atrabilaire, un chercheur de querelles, spirituel sans doute, mais, en somme, fort mauvais coucheur.

Par contre, FÉNELON, qui fut une âme très douce, un prélat de miel, avait un très long nez. Écoutez SAINT-SIMON : « Ce prélat était un grand homme maigre, bien fait, pâle, avec un grand nez. » Consultez surtout les nombreux portraits de l'évêque de Cambrai, entre autres celui de Joseph VIVIEN.

En fait de longueur, malgré le fameux nez des Bourbons, Cyrano ne prouve donc rien quant à la bonté, à la courtoisie, et à toutes les précieuses qualités énumérées dans les vers à facettes de M. Rostand.

Il faudrait entreprendre toute une fastidieuse énumération de nez célèbres, en mettant en face de chaque nez réputé long : caractère aimable. Et ce tableau prouverait-il encore quelque chose ?

Certains physiologistes, écrit TH. GAUTIER, dans ses *Grotesques* (1), prétendent que la longueur du nez est le diagnostic de l'esprit, de la valeur et de toutes les belles qualités. SOCRATE, CÉSAR, NAPOLÉON ont un bec d'aigle au milieu de la figure ; le vieux CORNEILLE a le promontoire nasal très développé. Le nez de CYRANO est moins pâteux que les nez bienveillants de Saint VINCENT DE PAUL et du diacre PARIS, moins charnu dans ses contours ; il a plus d'os et de cartilage, plus de méplats et de luisant, il est plus héroïque...

(1) PP. 181 et s.

THÉOPHILE GAUTIER aurait pu signaler encore, ajoute le mieux renseigné parmi les biographes de CYRANO (1), le nez du grand CONDÉ, celui du duc de ROQUELAURE, celui de l'abbé Charles GENEST, qui lui valut cet anagramme : « Eh ! c'est large nez ! »; celui de Madame de VILLETTE, que certain magistrat appelait un nez éloquent ; celui de Madame de NEMOURS, qui, surmontant des lèvres rouges, faisait dire à VENDÔME : « Elle a l'air d'un perroquet qui mange une cerise », etc., etc.

*
* *

Un biologiste moderne, WOODS, prétend que le nez mérite une meilleure attention de la part des historiens, car il serait un sûr indice du talent et même du génie.

Woods cite toute une série de penseurs, écrivains, artistes, hommes d'Etat, capitaines, etc., qui furent doués d'un nez dépassant les proportions normales.

Parmi eux : DESCARTES, CUVIER, LE TASSE, GOETHE, HEINE, LAMARTINE, KEPLER, COPERNIC, NEWTON, VAN DYCK, PITT, MEYERBEER, LINCOLN, WASHINGTON, LISZT. Tandis que LAPLACE, MOZART, DUMAS fils, FRANKLIN et BEETHOVEN avaient un nez qui ne dépassait point les dimensions ordinaires ; de même, NAPOLÉON Ier.

Longue est la liste et cependant elle reste encore incomplète.

Le nez de PÉTRARQUE ne le cède guère pour la longueur à celui de DANTE.

(1) P. Ant. BRUN, *Savinien Cyrano de Bergerac*, 18, note.

Grand était le nez de Shakespeare ; grand et gros, celui de Molière ; grand et mince, celui de Racine.

Celui de F. Coppée a été comparé au chanfrein élégant du cheval arabe.

Napoléon III avait un nez d'une longueur respectable ; le président Félix Faure semblait avoir voulu continuer la tradition bourbonnienne.

Maurice Barrès a été comparé, quant au nez, tantôt au Bonaparte maigre de la campagne d'Italie, tantôt au grand Condé.

Le nez de George Sand, comme celui de Mme Desbordes-Valmore, étaient, a-t-on irrévérencieusement écrit, faits pour loger de larges prises de tabac ; de même, celui d'Alfred de Vigny, l'homme à la tour d'ivoire.

Blanche Dufresne, Mmes Second-Weber, Liane de Pougy, seraient pour attester que « jamais long nez ne dépara beau visage ».

*
* *

Il y a quelques années, un érudit allemand ne s'avisa-t-il pas de vouloir démontrer que Racine, Bossuet, Voltaire et La Fayette étaient d'origine germaine et, comme indices du sang d'outre-Rhin chez ces personnages si divers, il invoquait la longueur de leur visage, particulièrement de leur nez, leur véhémence passionnelle et leurs rancunes tenaces !

Point n'est besoin d'invoquer l'influence germaine pour expliquer la longueur du nez chez La Fontaine ; la mère du fabuliste était une Pidoux, et les Pidoux passaient, en Gâtinais, pour être bien dotés sous ce rapport.

Le nez, beau et long, de FRANÇOIS Ier, laissa de tels souvenirs dans le peuple, qu'on disait, encore au dix-septième siècle : le *roi François grand nez,* ou le *roi grand nez.* Louis ALLEAUME, lieutenant-général d'Orléans à la fin du seizième siècle, a célébré ce nez historique, dans ce beau vers de son poème, intitulé *Obscura claritas* :

Occupas immenso qui tota numismata naso.

HOLBEIN, ou un de ses élèves, dans son portrait d'ERASME, nous présente le célèbre auteur de l'*Eloge de la Folie*, pourvu d'un nez prodigieusement long.

L'écrivain KETT avait un nez qui nous est connu par ce quatrain satirique :

Vois ce nez, critique perfide,
Et tu diras avec raison,
Que si Kett n'est pas un OVIDE,
Du moins, ma foi, c'est un Nason.

CAMOËNS, l'auteur des *Lusiades,* qui a sa statue à Lisbonne, était doué d'un nez fort long. Par contre, GUILLAUME D'ORANGE, au nez court, est célébré dans tous les romans de chevalerie avec cette épithète.

*
* *

On sait que l'auteur anonyme des *Nugæ venales* (1663, in-12) avait posé cette question : « Quel est le meilleur nez ? » Auquel il répondit, en affirmant que c'était le grand. Et il cite l'exemple de NUMA, qui avait un nez d'un demi-pied : d'où le surnom de *Pompilius*.

Couppé (*Soirées littéraires*), affirme que le nez d'Homère avait sept pouces. Un grand nez est toujours une preuve de sagesse. De là deux proverbes : que les hommes prudents sentent de loin, et que les sots n'ont pas de nez.

*
* *

« Les grands nez, dit Vigneul-Marville, sont en honneur dans tout le monde, excepté à la Chine et chez les Tartares. » Et aussi en France, pouvons-nous ajouter, sans qu'il nous soit difficile de le prouver.

Marie-Thérèse de Savoie, seconde fille du duc Victor-Amédée III, née le 31 janvier 1756, fut mariée, le 16 novembre 1773, dans la chapelle de Versailles, à Charles-Philippe, comte d'Artois, devenu roi de France sous le nom de Charles X. Aussi petite et aussi délicate que sa sœur, la comtesse de Provence, était épaisse et lourde, elle semblait d'une grande timidité, et chacun, à la cour de Marie-Antoinette, s'accordait à louer sa décence et sa douceur. « Elle avait, dit Madame Campan, un très beau teint ; son visage assez gracieux n'avait cependant rien de remarquable que *l'extrême longueur de son nez* (1). »

Le nez du comte d'Argout était devenu proverbial, grâce aux nombreuses charges du *Charivari*,

(1) *Les femmes bibliophiles de France*, par Quentin-Bau-chart, 333.

qui allait jusqu'à représenter ses enfants à cheval sur le volumineux appendice du visage paternel (1).

Terminons cette revue des longs nez de l'histoire, en laissant une place à l'un d'entre eux qui n'est pas des moindres : celui de la Vierge.

Le P. Théophile RAYNAUD, dans un écrit dont nous avons oublié le titre, passant en revue une grande quantité de nez, n'a garde d'omettre celui de la SAINTE VIERGE. Selon le bon Père, il était *long et aquilin*, comme l'a représenté SAINT LUC : ce qui est, dit-il, une marque de dignité ; et comme JÉSUS-CHRIST ressemblait parfaitement à sa mère, l'auteur conclut qu'il devait avoir, lui aussi, un grand nez. SAINT PIERRE et SAINT PAUL avaient également, paraît-il, le nez long (2).

*
* *

Il y a près d'un demi-siècle les droits imprescriptibles du nez ont été revendiqués par un historien des plus sérieux, Jean-Marie DARGAUD, non pas dans un traité rhinologique, mais au cours de quatre gros volumes intitulés : *Histoire de la Liberté religieuse en France et de ses fondateurs* (Charpentier, 1859, in-12). Voici quelques citations à vue de nez :

CALVIN : « Le nez est long et menaçant » (t. I, 32).

(1) *Origines des noms propres et armoiries*, par le Baron de COSTON, 188.

(2) *Recherches sur la personne de Jésus-Christ et de sa famille*, par un ancien bibliothécaire, 46, note.

Théodore de Bèze : « Le nez avait des inflexions de ruse et de circonspection » (t. I, 34).

Jeanne d'Albret : « Son nez aquilin avait une légère dilatation, qui lui donnait le souffle de la foi, ou l'entraînement soit de la rêverie, soit de la parole » (t. I, 75).

Henri d'Albret : « Son nez avançait en se courbant sur la lèvre supérieure » (t. I, 111).

Philippe II : « Son nez fin, hostile, aigu, recourbé par le bout, et relevé en arrière, aux joues, par les narines, annonçait le despote et le faune » (t. I, 158).

François de Guise : « Son nez d'aigle annonce le commandement ».

Le chancelier Olivier : « A la racine du nez, il y a un enfoncement et comme une défaillance..... qui..... indique plus de génie que de volonté » (t. I, 336).

Coligny : « Nez circonspect et noble » (t. II, 114).

Machiavel : « Son nez hardi n'est pas seulement fin, il est aiguisé. »

Catherine de Médicis : « Le nez, noble et recourbé, très large à son arête, exprimait une dureté native, éveillait une idée de proie, et rappelait le bec d'un aigle des Apennins « (t. II, 38).

Ronsard : « Le nez se courbe à la façon du bec de l'aigle de Jupiter (t. II, 145).

. Jacques Amyot : « Son front grave s'harmonisait avec des sourcils réguliers et un nez intelligent » (t. III, 55).

Marguerite de Valois : « Son nez, qui manquait

un peu de finesse, aspirait puissamment la vie » (t. III, 162).

Madame de SAUVES (l'âme damnée de Catherine) a « le nez fin », mais la courbe en est « astucieuse » (t. IV, 44).

Le DUC DE SAVOIE, nez « d'une courbure royale » (t. IV, 9). — RABELAIS, « nez narquois » (t. IV, 22). — Le cardinal DUPERRON, « nez en bec de faucon, et qui semblait plus aigu que le sarcasme de la lèvre » (t. IV, 338).

MONTLUC avait le nez « acerbe ».

Chez le baron des ADRETS (t. II, 192), sous un front très vaste, « le nez se rattache à la double arcade des sourcils par deux courbes qui rappellent les faucons féodaux. Le mufle, planté de poils rudes, et traversé de plis, est d'un tigre ou d'un lion ».

CONDÉ : « Son nez aquilin s'ouvrait puissamment à l'odeur de la poudre » (t. III, 67).

HENRI DE GUISE : « Le nez ferme descend du nœud énergique des sourcils sur une bouche aristocratique » (t. II, 324).

SULLY « était chauve. Son front pensait toujours. La bouche, maussade, refusait. Le nez, recourbé à l'extrémité inférieure, résistait » (t. IV, 393).

CUJAS : « Le nez est vigoureux, et la bouche puissante offre l'aspect d'un mufle de taureau, qui mâche, remâche, rumine : les prairies savoureuses de CUJAS, ce sont les Pandectes » (t. II, 392).

Jean-Marie DARGAUD comptait sur la protection de LAMARTINE pour obtenir une récompense académique. Mais FALLOUX, qui n'aimait ni Lamartine, ni la liberté religieuse, fit subir au gros ouvrage,

en une séance du Comité de l'Académie, la plus
perfide des critiques. Négligeant les récits historiques, les réflexions morales, etc., il détacha les portraits, et, des portraits, les nez. Partout, à entendre
Dargaud, tel nez, tel caractère : l'homme, c'était le
nez ! Lamartine ne crut pas devoir insister. Il s'en
vint dire à son pauvre ami : « Je vous en avais bien
averti, Dargaud. Vous êtes incorrigible ! Ce sont
vos s.... nez qui vous font perdre la partie. »

*
* *

La documentation de Dargaud était, pourtant,
encore incomplète. Essayons de suppléer à quelques-unes de ses lacunes.

Plusieurs grands capitaines, CYRUS, ARTAXERCE
LE GRAND, CONSTANTIN, avaient le nez aquilin et renflé. Fortement recourbé, le nez annonce un caractère entreprenant et dissimulé ; épaté, il est un signe de luxure.

A voir le nez court et écrasé du MARÉCHAL DE
SAXE, pouvait-on reconnaître le grand homme qui
réunissait en sa seule personne le génie de VAUBAN
et celui de CHARLES XII ?

*
* *

Le célèbre peintre CHARLES LEBRUN était parvenu
à connaître, à la tête des animaux, s'ils étaient ti-
mides ou courageux, paisibles ou féroces. Il s'était
assuré que le signe du courage réside dans une petite bosse qu'on doit avoir à la partie supérieure du

nez (1). J.-B. PORTA avait déjà émis cette opinion, et cité un nombre assez remarquable de grands hommes et de guerriers intrépides, chez lesquels on avait observé un nez aquilin et renflé. On pourrait faire figurer sur cette liste : Georges SCANDENBERG ; ISMAËL, sophi de Perse ; MAHOMET II ; SÉLIM, fils de BAJAZET ; SOLIMAN, fils de SÉLIM ; LOUIS XIV, etc...

*
* *

Un nez recourbé trop fortement indique souvent un esprit hardi et entreprenant, mais avec des moyens réprouvés : tel a été CATILINA, dont l'ambition et la cupidité ont causé de si grands maux à sa patrie.

Un nez épaté et écrasé, comme l'est celui des singes, passe pour un signe de luxure : on sait que SOCRATE avouait lui-même avoir ce penchant, et J.-B. PORTA relate la même chose de J. RUELLE, botaniste français.

BALZAC, le génial romancier, se vantait d'avoir le nez fendu « comme les chiens chasseurs ». Il disait un jour à VIDOCQ, l'ancien forçat devenu chef de la Sûreté : « Vous aussi, vous avez le nez fendu ; nous flairons de loin. »

SAINTE-BEUVE avait un de ces nez de savant ou de curieux, proéminents et droits, des nez qui scrutent et trouvent la piste. Ces nez-là ne déparent pas le visage d'un penseur et n'empêchent pas les aventures. Comme VOLTAIRE, Sainte-Beuve s'était déguisé en femme dans sa

______

(1) SALGUES, *Des erreurs et des préjugés*, etc., t. II, 21.

jeunesse, pour n'être pas reconnu et dénoncé à un mari
soupçonneux : « Jugez quelle jolie femme je devais faire
avec ce gros nez », disait-il quarante ans après (1).

*
* *

L'amiral DEWEY, le vainqueur de Manille, avait-
il, tel CICÉRON, une verrue sur le nez ? Voilà ce
qu'ont dû décider les juges de New-York.

Un industriel ayant commandé cinq mille médailles à l'effigie de l'amiral, avait refusé de prendre
livraison de la commande, parce que le graveur avait
représenté le célèbre marin avec une verrue sur le
nez. D'où procès.

L'amiral fut-il forcé de produire la pièce à con-
viction ? Nous n'avons pas suivi l'affaire et ne pouvons répondre.

Anecdotes sur le Nez.

Quelques anecdotes pour terminer.

On connaît, au moins de nom, le baron de BATZ,
celui qui essaya, à maintes reprises, de faire évader
la famille royale, et qui échappa chaque fois aux
recherches des argousins lancés à sa poursuite.

Il est, cependant, un fait peu connu, dont nous
tenons le récit de l'un de ses descendants, et qui
peut très bien figurer comme « appendice nasal »
à l'histoire des nez célèbres.

En 1793, Madame ARNAULT, veuve de l'auteur
de la tragédie *Marius à Minturnes*, habitait une

______

(1) *La salle à manger de Sainte-Beuve*, 28.

maison située en face de la tour du Temple et les fenêtres de son appartement donnaient vis-à-vis de celles du cachot de la reine.

Quand les conspirateurs qui cherchaient à sauver Marie-Antoinette eurent appris que des royalistes habitaient la maison dont nous parlons, ils entrèrent en relations avec la famille de Mme Arnault, et ce fut des fenêtres de ces dames que, grâce à quelques linges blancs, disposés de différentes façons, le baron de Batz put correspondre avec l'infortunée prisonnière.

Mme Arnault avait donc eu, ainsi, non seulement l'occasion de voir, mais même de connaître particulièrement le fameux baron.

Mais, quand les divers projets d'évasion eurent échoué, Mme Arnault perdit de vue les conjurés.

Elle racontait cependant que, durant toute la Terreur, quand elle entendait les crieurs de gazettes annoncer la grande conspiration de l'étranger et la mise à prix de la tête du baron de Batz à cent cinquante mille livres, elle tremblait que cet homme, dont elle connaissait si bien le dévouement, la générosité et le grand cœur, ne tombât entre les mains des « tyrans » qui terrorisaient alors le pays.

Or, un jour, vers deux heures de l'après-midi, qu'elle descendait la rue Richelieu, elle fut abordée par un inconnu, le chapeau un peu rabattu sur les yeux, qui l'interpella en ces termes :

« — La citoyenne Arnault, n'est-ce pas ?

— Oui, citoyen, mais.....

— Vous ne me reconnaissez pas ?

« — Comment vous reconnaîtrais-je, ne vous ayant jamais vu ?

— Vous vous trompez, dit l'inconnu, et prestement passant le doigt sous son chapeau, il détacha un fil de soie invisible qui lui relevait le nez en l'air, et ce nez reprit sa forme naturelle.

— Le baron de BATZ ! s'écria Mme ARNAULT.

— Lui-même, répondit-il. »

Et presque aussitôt il rattacha le fil de soie qui le rendait méconnaissable et transformait son nez aquilin en un superbe nez à la Roxelane.

Il raconta alors à Mme ARNAULT qu'il avait déjà fait cette expérience avec quelques amis qui avaient parlé avec lui sans le reconnaître, et que, grâce à cet expédient, il avait pu depuis un an échapper à toutes les recherches, à toutes les poursuites des plus implacables et des plus fins limiers de la police, qui, cependant alors, était adroite et puissante.

C'est ainsi que le nez du baron de BATZ le sauva d'un grand péril et que, là encore, le nez joua un rôle dans les évènements de l'Histoire.

*
* *

L'astronome TYCHO-BRAHÉ, voyageant en Allemagne, se prit de querelle avec un savant, à propos d'un théorème. Un duel s'en suivit, et le pauvre Tycho y perdit son nez. Il dut s'en faire mouler un en cire.

*
* *

Les grands nez sont en honneur par tout le monde, excepté en Chine et chez les Barbares.

Ceux-ci écrasent le nez de leurs enfants, et croient que c'est une folie de porter un nez devant les yeux.

Les nez camus déplaisent et sont de mauvais augure. Le connétable ANNE DE MONTMORENCY était camus, et on l'appelait à la cour « le Camus de Montmorency ». Le DUC DE GUISE, fils de celui qui fut tué à Blois, était aussi camus ; et un gentilhomme qui avait une vénération singulière pour ces deux maisons de Guise et de Montmorency, ne pouvait se consoler de ce qu'il s'y était trouvé deux camus, comme si ce défaut en avait diminué le lustre.

HIPPOLYTE LUCAS, un écrivain sérieux auquel la critique n'a guère reproché que son long nez, jouait, affligé d'un gros rhume, aux échecs, avec LOUIS DESNOYERS ; force lui était de renifler de temps en temps, pour lutter contre l'inflammation de la muqueuse nasale.

— Mouchez donc votre nez, mon cher ! dit Desnoyers, avec d'autant plus d'humeur qu'il voyait la partie perdue.

— Mouchez-le vous-même, répondit gaiement Hippolyte Lucas. Il est plus près de vous que de moi.

Un médecin de Londres, nommé BROWN, établi à la Barbade, avait une sucrerie et des nègres. On lui vola une somme considérable ; il assembla ses nègres.

— Mes amis, leur dit-il, le grand serpent m'est apparu pendant la nuit ; il m'a dit que le voleur de mon argent devait avoir, dès ce moment, une plume de perroquet sur le bout du nez.

Le coupable porta sur le champ la main à son nez.

— C'est toi qui m'a volé, dit le maître ; le grand serpent vient de m'en instruire.

Et il lui reprit son argent.

On sait que Rossini n'était pas tendre et que maintes fois ses boutades le vengèrent d'avoir souffert d'une audition fâcheuse. Un soir, dans un salon où se produisait un couple à prétentions d'artistes, Rossini se trouvait présent. Le monsieur et la dame entamèrent d'une horrible voix du nez le duo de *la Muette*. Rossini écoute et reste calme devant les applaudissements. Quand le bruit fut apaisé, il se pencha vers la maîtresse de maison :

— « Voilà, murmura-t-il, ce qui peut s'appeler un beau *combat nasal* ! »

Un jour — il y a de cela bien des années ! — les artistes du Palais-Royal s'étaient réunis au café, voisin du théâtre, où GRASSOT débitait son fameux punch. Il y avait là quelques auteurs dramatiques, entre autres BARRIÈRE et LAMBERT-THIBOUST ; quelques gens de lettres, comme Adolphe DUPEUTY.

Le nez d'HYACINTHE, comme toujours, était le point de mire, la cible de tous les lazzis. Ils s'y plantaient comme des épingles dans une pelote, si bien que, perdant patience, le propriétaire de ce mirifique appendice s'écria : « Prenez-le donc, mon nez, et que ça finisse ! »

— C'est dit, répliqua GIL PÉRÈS.

Et hélant le garçon :

— Apportez, lui dit-il, tout ce qu'il faut pour écrire. Toi, DUPEUTY, tu feras le notaire ; ces messieurs feront les témoins. Ecris, je dicte.

Et il dicta :

Entre les soussignés, Hyacinthe, artiste dramatique et propriétaire à Montmartre, d'une part ; et Gil Pérès, également artiste et propriétaire d'une faible partie de l'île de Beauté, sise à Nogent, d'autre part,

Il a été convenu et arrêté ce qui suit :

Article premier. — Le sieur Hyacinthe loue et cède son nez au sieur Gil Pérès pour toute la durée de leurs engagements, à l'effet de servir de *truc*, d'*emblème*, de *talisman* et, bref, à toutes les nécessités du répertoire.

Art. 2. — Le nez précité sera mis à la disposition du sieur Gil Pérès à dater des répétitions dites *au quatuor*, afin qu'il puisse s'habituer au maniement dudit cartilage.

En ce temps-là, on savait encore rire.

Le Nez dans les Maladies.

Dans les maladies, le nez peut servir à établir des pronostics ; c'est un des organes dont la séméiologie tire le plus de renseignements. Sa conformation, sa couleur, son volume, sa température, ses mouvements varient, en effet, dans un grand nombre d'affections de l'économie.

Un observateur a remarqué que les personnes qui ont le nez aquilin sont prédisposées aux maladies de poitrine ; tandis que celles qui ont un nez retroussé et des narines très ouvertes sont à l'abri des affections de poitrine, mais seraient plutôt prédisposées aux affections du foie.

Les chevaux arabes, dont les narines sont ouvertes, deviennent rarement poussifs ; tandis que les chevaux à tête busquée, avec des narines rentrantes, gagnent facilement des maladies pulmonaires.

La conformation du nez et la facilité qu'il donne à la libre circulation de l'air vers les poumons, ou l'obstacle qu'il oppose à la respiration, doivent évidemment agir sur l'état sanitaire de la poitrine, chez l'homme et chez les animaux : voyez la différence entre les narines du chevreuil et celles du mouton, si exposés aux inflammations des poumons.

*
* *

Dans bien des cas, nous consultons l'état du nez, soit pour découvrir une altération cachée que lui seul peut révéler, soit pour juger de l'imminence du péril où se trouve un malade.

On sait combien il indique un état fâcheux quand il s'amincit et devient allongé, effilé, aigu, que ses cartilages sont affaissés, pressés, livides ou pâles,

comme cela a lieu dans quelques affections spasmo-
diques, dans la *phtisie pulmonaire* confirmée, et
dans toutes les maladies qui produisent un dépé-
rissement général : dans cet état, il contribue à
former ce qu'on appelle le *facies hippocratique*,
celui que présentent les moribonds en général
et dont le Père de la médecine a tracé les traits
de main de maître. Mais il donne lieu à un pronostic encore plus fâcheux, s'il y a constriction des
narines, coïncidant avec l'enfoncement des joues,
entre le bord inférieur de l'orbite et l'arcade alvéo-
laire.

*
* *

La pâleur et le refroidissement du nez, des narines surtout, annoncent la débilité, ou même un
danger extrême, s'il y a d'autres signes de mauvaise nature.

La teinte livide et violacée de l'extrémité du nez et
de ses ailes fait présumer que le foie commence à
s'affecter ; c'est souvent aussi, chez la femme, l'indice d'une leucorrhée chronique.

La rougeur et la chaleur du nez et de ses environs, le gonflement des veines nasales, annoncent
l'épistaxis, et quelquefois un délire prochain ou la
phrénésie.

La rougeur du nez est, dans quelques cas, également un signe d'évacuations alvines, ou d'affection
hépatique ou pulmonaire.

*
* *

Dans la plupart des lésions organiques du cœur

ou des gros vaisseaux, il prend une teinte d'un bleu
plus ou moins livide ; et le docteur KRAFT, de
Runkel-sur-la-Lahn, a observé que, toutes les fois
que, chez les malades atteints du typhus, le nez
devient bleu, la maladie se termine par la mort (1).

Dans l'embarras gastrique, ses ailes acquièrent
une couleur jaunâtre ou verdâtre. Elles deviennent
livides ou plombées dans certaines maladies des
poumons.

*
* *

C'est également un mauvais présage que les ailes
du nez suivent régulièrement, et avec une apparence de gêne, les divers mouvements de la respiration : c'est ce qui arrive dans le croup et dans la
dernière période de la phtisie pulmonaire.

Il est remarquable encore que les mouvements du
nez cessent dans toute affection grave des fonctions
cérébrales, comme l'apoplexie, la léthargie, etc.

Dans l'hémiplégie, ils ne sont détruits que d'un
côté.

*
* *

Le prurit continuel de cet organe est fâcheux

(1) *Journal de Médecine et de Chirurgie pratiques*, par
MM. HUFELAND et HIMLY, juillet 1815. Dans le cahier de juin
1816 de ce même recueil, le docteur GUTBERLET, cadet, de
Wurtsbourg, confirme la remarque du docteur KRAFT. Tous
les malades à nez bleu qu'il a observés, et leur nombre s'élève
à trois cents, ont succombé et lui ont paru communiquer plus
facilement la maladie. Un autre médecin, le docteur FUSE, de
Bliecastel, dans le cercle des Deux-Ponts, assure avoir fait la
même observation sur sept malades (V. le même journal, juin
1818) et il s'appuie sur un passage de l'*Annus medicus primus*,
de STORCK.

dans les maladies aiguës : souvent, il précède le délire ; mais, souvent aussi, il annonce simplement le coryza.

Dans l'érysipèle de la face, le nez acquiert beaucoup de volume ; ce qui lui arrive aussi dans les affections scrofuleuses.

Le nez contourné soit à droite, soit à gauche, dans une fièvre continue, est un signe de convulsion ou de mort prochaine.

Le Diagnostic par l'Odeur.

S'il est un organe qui rend de signalés services et dont nous méconnaissons l'importante fonction, c'est, à coup sûr, l'organe nasal. Nous oublions que le sens de l'odorat peut être transformé, par l'éducation, en un instrument de perception des plus utiles et nous avons peu à peu laissé tomber en déchéance cet appendice, qui loge cependant une membrane des plus délicates, propre à percevoir les sensations les plus fines.

Comme le rappelait un auteur qui a écrit sur la matière un traité magistral, nombre de professionnels font de l'odorat un auxiliaire des plus précieux.

Ainsi, les marchands de vin et de thé, les droguistes, les importateurs de tabac, d'autres encore, doivent imposer à leur appareil olfactif un véritable cours d'instruction. Un négociant en houblon plonge son nez dans un sac, aspire le parfum de la fleur et dit ensuite le prix qu'il en offre... Un parfumeur expérimenté a parfois deux cents odeurs dans son laboratoire et sait distinguer chacune d'elles par son nom. Quel musicien pour-

rait, sur un clavier comprenant deux cents notes, reconnaître et nommer la touche frappée sans voir l'instrument ?

En médecine, le nez est, selon l'heureuse expression de notre ami MONIN, une « sentinelle avancée »,
qui a plus affaire à de mauvaises odeurs qu'à de
bonnes ; mais combien souvent ces odeurs, si désagréables soient-elles, nous mettent sur la voie d'un
diagnostic !

On a maintes fois cité le cas de ce chirurgien de
l'avant-dernier siècle qui, voyageant en Allemagne,
distingua, dans un « poêle » — c'est-à-dire une
pièce chauffée par un poêle de grandes dimensions
— l'odeur de gangrène, parmi plusieurs autres, et
put de la sorte guérir un homme qui se mourait
d'une hernie étranglée.

*
* *

De même qu'on apprend aux jeunes étudiants
en médecine à se servir de l'oreille pour l'auscul-
tation, on devrait leur apprendre à faire usage du
nez, pour les mettre sur la trace d'affections qui se
décèlent par l'odeur. Un vaste chapitre de la pathologie s'éclairerait, grâce à ces nouvelles données.

*
* *

« L'odorat est le sens de l'imagination. » Jean-
Jacques ROUSSEAU, en énonçant cet aphorisme, a
émis une contre-vérité physiologique. N'accordons
pas au nez ce que nous refusons à d'autres sens,

16

même à un des plus perfectionnés comme l'œil, à savoir l'infaillibilité absolue ; tous nos sens, à véritablement parler, sont susceptibles d'erreur, mais ne négligeons pas l'éducation du sens olfactif, qui peut nous rendre, à l'occasion, de si précieux services.

Les anciens, qui dédaignaient moins que nous la séméiotique et passaient plus de temps au lit du malade qu'au laboratoire, ont bien compris l'importance, pour le diagnostic et le pronostic, de narines exercées ; et dire d'un clinicien qu'il avait du « flair » était alors son meilleur éloge.

C'est que l'odeur présente, en médecine, comme l'a écrit le Dr Monin, dans un opuscule où nous allons puiser (1), les singularités les plus étranges, les moins explicables.

Là, comme en tout, il y a des degrés : certaines personnes, douées d'un odorat hyperesthésié, discernent telles particularités qui ont échappé à d'autres, moins favorisées sous ce rapport. La personne dont parle CADET DE GASSICOURT (2), qui prétendait distinguer rien qu'à l'odeur un homme d'une femme, appartient évidemment à la première catégorie. Elle ne pouvait, assurait-elle, supporter de sentir les draps de son lit, lorsqu'ils avaient été touchés par un autre que par elle. De même, le médecin qui « flaire » la période menstruelle chez ses clientes est, apparemment, doué d'un odorat

---

(1) *Les odeurs du corps humain dans l'état de santé et dans l'état de maladie*, par le Dr E. Monin. Paris, 1886.

(2) *Dict. des Sc. Méd.*, t. IV, 196.

des plus subtils. Notons, à ce propos, en attendant
d'y revenir plus longuement, la relation étroite qui
existe entre le nez et les organes sexuels.

*
* *

N'est-ce pas l'érudit auteur de l'histoire de la *Syphilis dans l'antiquité* (1) qui avait déjà fait cette
remarque : que « non seulement les onanistes se
trahissent souvent par un nez luisant, à cause du
sébum, qui, chez eux, sécrète en plus grande abondance, mais encore parce que leur visage est souvent couvert de pustules d'acné ; ensuite, que
l'éruption de l'acné précède souvent la menstrua-
tion chez les filles. Ce sont là des signes d'où
il résulte clairement que l'irritation des organes
sexuels se réflète dans les glandes cutanées, car
l'acné n'est autre chose qu'une affection des glandes cutanées.

*
* *

L'odeur de la peau est, du reste, une source d'indications pour un médecin avisé. L'enfant qui tette
exhale un parfum aigrelet (acide butyrique), qui
disparaît après le sevrage ; de même, à la puberté,
l'adolescent qui n'a pas encore « jeté sa gourme »
se trahit par une odeur spéciale.

*
* *

D'après M. Mac Cassy, qui a consacré à la question un copieux travail, les asiles d'aliénés, les prisons, les workhouses, les casernes, les églises, les

(1) Rosembaum, 239-240.

écoles, et, d'une manière générale, toute habitation humaine, possèdent leur odeur propre et caractéristique. Cette odeur, plus ou moins facile à percevoir, devient évidente pour les nez les plus obtus, dès que des fous (1), des soldats, etc., sont réunis en groupes.

Dans le numéro 9 de la revue de *Jinsei*, M. le docteur NARABAYASHI ASAJIRO soutient que les aliénés dégagent une odeur particulière. Entre autres choses, il dit : les fous dégagent une odeur qui leur est spéciale ; cette odeur n'existe pas chez les autres hommes, quoiqu'elle parvienne de la sueur et de la graisse du corps humain. Les fous sentent particulièrement mauvais. On ne sait pas au juste si ces odeurs proviennent des acides qui demeurent dans leurs corps en plus grande quantité que chez les autres personnes, ou de leur sueur qui pourrait changer d'état à la sortie des pores.

Voici un exemple, curieux entre tous, qui prouve à quel point les fous sentent.

Dans une chambre nouvellement installée, on logea un malade. Celui-ci était un détraqué. Il avait trente-neuf ans et il avait perdu la raison depuis deux ans. Il aimait particulièrement la propreté, et il lui répugnait d'entrer au bain avec d'autres personnes. Malgré cela, il sentait horriblement mauvais. L'infirmière qui en avait soin disait que l'eau dont il s'était servi avait une odeur insupportable. Il était impossible à quiconque de se servir du

---

(1) L'odeur de la sueur chez les aliénés a des émanations *sui generis*, prétend le Dr FÈVRE (de Toulouse), dans son travail sur les *Altérations du système cutané dans la folie* (Paris, 1876).

même liquide pour se baigner. Or, lorsque ce détraqué eût recouvré la raison, l'odeur insipide qu'il répandait diminua petit à petit.

On raconte qu'un journaliste connu étant allé visiter l'établissement d'aliénés de Lugawo, il remarqua que, de toutes les chambres de cet asile se dégageait une odeur particulièrement désagréable. Or, les chambres ne sentaient pas mauvais parce qu'elles étaient malpropres ; au contraire, tout était dans le plus grand état de propreté.

C'est souvent à l'odeur que l'on peut distinguer les fous de ceux qui ne le sont pas ; on peut même s'assurer de la gravité de la maladie par l'intensité de l'odeur que l'aliéné dégage.

M. Marcel Briand a rapporté l'observation d'un blessé du crâne, sujet aux crises et aux absences comitiales, chez qui les accidents étaient annoncés quelques minutes à l'avance par une odeur nauséabonde de décomposition ou de pourriture que le malade répandait autour de lui et qui était très nettement perceptible. Elle était un signe avertisseur pour l'entourage qui, dès qu'elle apparaissait, prenait des précautions à l'égard de la crise imminente. Cette odeur disparaissait quelques minutes après l'accès.

*
* *

La peau d'un hypocondriaque répand une odeur de violettes ; celle d'un choréique, l'odeur de pin.

Une hystérique, observée par le Dr Hammond (de New-York), sentait l'ananas pendant ses crises ; le même auteur parle d'une autre névropathe, qui avait une transpiration limitée à la moitié gauche antérieure de la poitrine et exhalait une odeur d'iris (cette odeur était due à de l'éther butyrique) (1).

Dans la léthargie (qui s'observe presque exclusivement chez des hystériques), on perçoit souvent une odeur cadavérique, qui a pu donner lieu à d'épouvantables méprises (2).

Le Dr MAC CASSY (*Medical Times*) est d'avis que tout médecin suffisamment expérimenté devrait pouvoir diagnostiquer, à l'aide de l'odorat, la rougeole, la diphtérie, la tuberculose ; il rappelle, en autre, que dans la teigne de la tête, s'exhale une odeur de souris. Les malades atteints de péritonite tuberculeuse sentent le musc ; dans la fièvre vulgaire, ils sentent l'ammoniaque ; tandis que, dans la fièvre intermittente, ils exhalent une odeur de pain fraîchement cuit.

Les femmes hystériques dégageraient souvent l'odeur de violettes et d'ananas (*Vratch russe*, n° 6, 1902).

Dans la goutte, les sécrétions cutanées prennent une odeur rappelant celle du petit-lait (SYDENHAM) ; un parfum musqué, dans l'ictère (BOERHAAVE) ; une odeur vinaigrée, dans le carreau (WINSLOW) ; urineuse, dans la cystite (MONIN) ; mielleuse, dans la syphilis (CULLERIER) ; de bière aigre, dans la scrofule (STARK).

Les sueurs sentent l'acétone dans le diabète (PICOT) ; l'ammoniaque dans le choléra (DRASCH) ; le

---

(1) *Medical Record*, 21 juillet 1877.
(2) *Revue de thérapeutique*, 1878, 407 (leçon de BERNUTZ).

miel dans la période d'invasion de la peste (DIEMER-
BROËCK).

Dans la dysenterie, la sueur revêt l'odeur des déjections (MASSELON et FOLLET) ; dans la fièvre typhoïde, une odeur de sang (BÉHIER), « qui attire
les mouches sur un cadavre encore vivant », selon
la juste expression de Frédéric BÉRARD. Le pronostic est alors des plus graves et le dénouement
fatal est proche.

Dans le rhumatisme articulaire aigu, l'odeur de
la sueur est manifestement aigrelette (acides acéti-
ques et formique, principalement) ; dans la suette
miliaire, la peau du sujet sent l'huile rance ou la
moisissure ; ou mieux, « la paille pourrie » (LEPECQ
DE LA CLÔTURE).

La peau du varioleux répand une odeur diffé-
rente de celle du rubéolique ; l'eczéma impétigi-
neux se distingue pareillement, par l'odeur, de l'acné
sébacé, fluente et croûteuse.

Le rupia a une odeur fétide ; le pemphigus, une
odeur fadasse.

L'odeur du cuir chevelu a une signification dia-
gnostique qui n'est pas négligeable : dans le favus,
elle a été comparée à celle d'une couvée de souris
(HARDY), à l'urine du chat (BIETT), à l'odeur de
marécage (ALIBERT).

*
* *

L'odeur de l'haleine nasale sert, de même que
l'odeur de la peau, à déceler certaines maladies.

Dans le coryza aigu, l'air expiré par le nez a une
odeur fade, mais pénétrante, attribuée à des particules d'ammoniaque (MONIN).

L'ozène essentiel exhale une odeur de marécage (TILLOT) ; l'ozène des scrofuleux rappelle la senteur de la punaise écrasée : d'où son nom de punaisie ; l'ozène de la syphilis se reconnaît par une odeur spermatique, qu'on a comparée à celle du merlan frais. L'haleine nasale, dans la diphtérie, tient le milieu entre la punaisie et la gangrène (SANNÉ).

*
* *

A l'état sain, l'odeur de l'haleine buccale est à peine prononcée ; il en est tout autrement, quand l'équilibre physiologique est rompu.

A l'époque des règles, les femmes exhalent généralement, par la bouche, une odeur forte, qui rappelle l'odeur de moisi ; aussi leur est-il recommandé d'avoir grand soin de leur hygiène buccale à ces moments-là.

L'odeur de l'haleine fébrile est caractéristique, bien qu'assez difficile à déterminer : au début de la fièvre puerpérale, les accouchées exhalent par la bouche une odeur très aigre ; dans la manie aiguë, c'est une odeur fade et nauséeuse de souris ; dans l'urémie, l'odeur de l'haleine buccale rappelle celle du poisson avancé ; dans la pneumonie, les enfants ont souvent une odeur chloroformée de l'haleine ; dans la dysenterie aiguë, l'haleine est puante et cadavéreuse ; dans la fièvre typhoïde, elle est fétide ; dans le choléra, c'est plutôt une odeur cuivreuse de l'haleine que l'on constate.

ESQUIROL avait remarqué que lorsque l'haleine n'était pas fétide dans le délire aigu, c'était bon signe.

Grellety, Duboué (de Pau) se faisaient forts de reconnaître le diabète à une odeur, « un peu alcoolique, comme vineuse, parfois vinaigrée, ou rappelant la bière aigre », de l'haleine des glycosuriques : c'est, en somme, l'odeur de l'acétone.

Dans une période avancée du diabète, l'odeur devient fétide et nauséeuse ; et c'est alors un symptôme du plus fâcheux augure (Durand-Fardel).

L'haleine exhale-t-elle une odeur franchement ammoniacale, méfiez-vous de l'urémie.

Dans les abcès du foie, avait observé Charles Robin, l'haleine a une odeur très nette de macération anatomique ; celle-là est fécaloïde dans l'ictère grave.

Les enfants qui ont des ascarides ont l'haleine alliacée. Dans l'apoplexie pulmonaire, l'haleine répand cette même odeur d'ail, ou encore celle du sirop antiscorbutique, qui contient, comme chacun sait, du raifort.

Le sphacèle du poumon se trahit par une odeur qu'on a comparée à celle du plâtre récemment gâché.

Tous les cliniciens connaissent l'odeur spéciale qui s'exhale d'un milieu où sont réunis plusieurs malades atteints de tuberculose confirmée, et le Pr Ferran (de Barcelone) a montré, d'une part, que cette odeur est produite par une forme saprophytique du bacille de Koch ; d'autre part, que l'on peut se servir de cette caractéristique pour diagnostiquer la tuberculose dans les crachats les moins riches en bacilles tuberculeux. Cette découverte, si elle était confirmée, aurait une grande importance.

Voici comment procédait Ferran : il favorisait, dans les crachats ou autres produits provenant d'ulcérations tuberculeuses, la pullulation de ce bacille saprophytique qui accompagne le bacille de Koch et qui sécrète une assez grande quantité de spermine. Pour cela, il prenait du sérum de cheval, de mulet ou de mouton, et plus particulièrement du sérum de mouton immunisé à l'aide de ce bacille spermifère.

Il mélangeait, dans un vase stérilisé, 10 cc. de sérum avec 3 ou 4 cm. d'un crachat suspect, et il laissait le tout à l'air libre, dans un milieu où la température était de 37° environ. Au bout de trente-six heures et parfois avant, en approchant les narines de la surface du sérum, on percevait nettement l'odeur de sperme humain, due à la spermine, produite par le bacille qui est, ainsi que l'a établi Ferran, le compagnon inséparable du bacille de Koch. Cette méthode aurait donné des résultats positifs, même dans les cas où le bacille de Koch échappé à l'examen microscopique ; au contraire, lorsque les crachats ne proviennent pas d'un malade atteint de tuberculose, l'odeur de spermine n'apparaît pas.

La constance des résultats obtenus par Ferran encourage à essayer le procédé indiqué par notre ingénieux confrère.

*
* *

Dans la bronchorrée, liée à une dilatation bronchique, l'odeur de l'haleine rappelle celle du putrilage des animaux.

Dans la stomatite scorbutique, aussi bien que dans les stomatites ulcéreuses ou ulcéro-membraneuses, la fétidité de l'haleine a une valeur symptomatique au moins égale à celle de la salivation et de l'engorgement sous-maxillaire.

Dans le glaucome, le Dr TAVIGNOT (de Toulouse) signalait, dès 1873, l'haleine safranée : aux oculistes à vérifier le fait.

*
* *

L'odeur des crachats doit être recherchée dans un certain nombre d'affections.

Dans la gangrène pulmonaire, cette odeur, fade d'abord, devient bientôt d'une fétidité repoussante ; puis d'aigrelette, elle rappelle celle de macération anatomique ou de putrilage. Les crachoirs des gangréneux sont pleins de mouches, que cette odeur tue par milliers. L'expression populaire : « il tue les mouches à cent pas » n'est donc pas seulement métaphorique.

Chez les diabétiques gangréneux, particularité relevée par maints observateurs, l'expectoration perd son odeur caractéristique ; de même, celle-ci devient mielleuse, quand la gangrène évolue vers une amélioration. TROUSSEAU ne manquait pas d'indiquer, quand l'occasion s'en offrait, ce signe des gangrènes curables.

LEYDEN dit avoir examiné, à la suite d'empyèmes vidés par les bronches, des crachats dont l'odeur rappelait celle du vieux fromage ou du petit-lait fermenté ; bien différents, par suite, des crachats de gangrène pulmonaire ou de bronchite putride.

***

L'odeur des vomissements et des éructations a aussi sa signification pathogénique.

Les vomissements du catarrhe gastrique ont une odeur qui rappelle celle des huîtres ; les vomissements bilieux ont l'odeur musquée ; les vomissements pituiteux, étant presque exclusivement constitués par de la salive, sont inodores. Les vomissements riziformes du choléra ont une odeur fade et spermatique.

Dans les empoisonnements aigus, l'odeur des éructations et des vomissements sert à caractériser presque le poison absorbé : si c'est de l'acide prussique, on perçoit l'odeur des amandes amères ; si c'est du phosphore, celle de l'ail ; si c'est du chloroforme, celle de l'acétone.

TROUSSEAU faisait remarquer la fréquence des renvois sulphydriques au début de la goutte.

Dans le cancer de l'estomac, les renvois affectent plus spécialement l'atroce senteur des choux pourris, d'œufs couvés (MONIN).

***

Nous n'insisterons pas, et cette répugnance sera comprise, sur la valeur symptomatique de l'odeur des matières fécales et des gaz intestinaux. Il nous faudrait la plume du « Chef des Odeurs suaves » pour aborder élégamment un pareil chapitre. C'est, pourtant, un moyen clinique dont les praticiens ne doivent pas faire fi, et les grands cliniciens de jadis, les ROGER, les PARROT, les BRIQUET, attachaient une grande importance à la coprologie, dont on a tenté de faire revivre les rites, en ces dernières années.

L'odeur de l'urine est variable, selon qu'il s'agit de telle ou telle maladie.

Dans les fièvres graves (typhoïde, etc.), les urines, alcalines à l'émission, ne tardent pas à se putréfier.

Dans la diète, le liquide rénal exhale une odeur phosphorée ; dans le scorbut, celle-ci est plutôt ammoniacale.

Dans le cancer de la vessie, l'urine a une odeur de purin, ou encore de lavure de chair ; dans la prostatite aiguë, il s'en dégage surtout de l'hydrogène sulfuré, peut-être à cause du voisinage du rectum.

Dans l'albuminurie, l'odeur urineuse rappelle celle du bouillon de veau, ou, dans d'autres cas, du bouillon de bœuf aigri. ALBERT ROBIN (1) a noté, dans ces mêmes urines albuminuriques, l'odeur fade du pain bouilli.

On a souvent rappelé une singularité dont l'observation remonte loin : c'est que les malades atteints de cystite chronique, avec engorgement prostatique, de même que les albuminuriques, peuvent manger des asperges sans que leur urine ait l'odeur désagréable que l'on sait. Cela indique, pour tout dire, une altération du filtre rénal, et il y a lieu

(1) *Essais d'urologie clinique sur la fièvre typhoïde* (thèse de Paris, 1877).

de s'en préoccuper quand il n'existe pas d'autres signes révélateurs d'une lésion de cet organe.

*
* *

Il est de notion bien ancienne — HIPPOCRATE en parle déjà — que le pus de bonne nature a une odeur fade, légèrement nauséeuse ; mais le pus emprunte aux divers organes qu'il occupe, ou avoisine, leurs odeurs spécifiques ; tandis que, dans les abcès du foie, il répand une senteur ammoniacale de bile putréfiée ; dans les abcès mammaires des nourrices, il acquiert une odeur butyreuse, due à la putréfaction de la caséine du lait.

L'odeur des abcès du testicule rappelle naturellement celle du sperme ; celle des abcès urineux évoque l'odeur de souris. Le pus confinant aux organes du tube digestif contient surtout des gaz. MAURIAC reconnaissait aisément à distance les syphilides des ulcérés rien qu'à l'odorat.

*
* *

Les médicaments qu'on ingère communiquent à la peau des odeurs variées : odeur propylamique (huile de foie de morue), sueurs axillaires fétides (liqueur de Fowler) ; odeur de violettes (santal) ; odeur hydrosulfurée (sulfate de potasse) ; sueurs alliacées (phosphure de zinc), etc. Dans l'alcoolisme aigu, l'odeur aldéhydique confirme le diagnostic de l'intoxication.

Nombre de médicaments se reconnaissent par l'haleine buccale : le mercure a une odeur métallique ; les sulfures alcalins, une odeur d'hydrogène sulfuré, etc.

On ne doit pas ignorer que l'ingestion de fer réduit par l'hydrogène donne naissance à des éructations sulfhydriques, dont le malade est toujours très étonné, s'il n'a été d'avance prévenu.

*
* *

Tous les faits que nous venons de citer, et nous aurions pu en produire bien d'autres, témoignent du parti que tirerait le clinicien de ses sens naturels, pour peu qu'il voulût s'appliquer à les mettre en œuvre par un exercice raisonné. Nous ne nions pas que chacun soit plus ou moins doué sous le rapport de l'odorat, mais sauf dans les cas d'anosmie, il n'est personne qui ne puisse prétendre à reconnaître, grâce à ce moyen, bien des états pathologiques qui échappent à qui se contente de recourir aux procédés habituels de la clinique.

Comment Quesnay diagnostiqua
une fièvre scarlatine.

Mme Dufort (de Cheverny) contracta à Saint-Leu une maladie qu'il faut laisser expliquer à la médecine du temps.

Les nuits étaient fraîches, et nous en bravions les inconvénients. Revenant un soir, à neuf heures, d'une promenade à cheval, ma femme fut prise d'un frisson, et se mit au lit avec un mal de tête affreux. La nuit fut très mauvaise. Quoiqu'il y eut eu relâche, à six heures du matin je ne balançai pas à envoyer chercher Quesnay.

Il arrive à midi. Dès qu'il entre dans la chambre, il *fleure l'odeur qui y règne,* sans approcher du lit, dont les rideaux étaient fermés ; puis il me dit : « Vous avez bien fait de m'envoyer chercher. » Il examine la malade, lui tâte le pouls et fait demander un *frater* de village pour la saigner tant bien que mal. Rien n'était si difficile...

Il fallut retourner à Paris chercher *Bras-d'Or*, le phlébotomiste en renom, qui n'eut pas beaucoup plus de succès que son confrère campagnard. Enfin, une fièvre scarlatine se déclara, que QUESNAY n'hésita pas à attribuer à l'imprudence de s'être exposé au serein pendant l'usage du lait de chèvre. Mme Dufort resta longtemps souffrante, et fut obligée dès lors de renoncer à toute promenade à cheval (1).

Les propriétés nocives de l'haleine.

D'après un correspondant de *La Nature*, un auteur italien du xvie siècle aurait pressenti la propagation bacillaire de la tuberculose par le crachat de la bouche du phtisique, *d'où se dégage une vapeur fétide et aiguë qui pénètre dans la bouche de celui avec qui il converse et produit la phtisie.*

On n'apprendra pas avec moins d'intérêt qu'un auteur hollandais du xviie siècle parle déjà d'*éléments contagieux figurés,* que pourrait contenir l'haleine des malades. Voici comment s'exprime Stephaan BLANCKAERT, docteur en médecine à Amsterdam, dans ses *Nouvelles instructions pour la*

(1) *Le Château de Leumont,* d'après les Mémoires inédits de J.-N. Dufort, par Aug. REY, 91-92.

pratique de la Médecine, publiées à Amsterdam en 1685 (1).

Après avoir rappelé l'opinion de PLINE sur les propriétés nocives de l'haleine des femmes aux époques de leurs menstrues, il écrit :

Actuellement, les femmes s'observent encore sous ce rapport, car au moment de s'approcher d'objets qu'elles pourraient contaminer, elles ont l'habitude de retenir leur haleine. Je ne pense pas que cela puisse produire grand mal lorsque les femmes sont en bonne santé. Mais, quand elles sont malades, il se peut que, dans leur haleine ou dans les émanations de leur corps, il se trouve des *particules corrompues* ; car si les règles retardent trop longtemps, le sang doit s'altérer dans le corps, d'où résultent des fermentations putrides.

Je crois donc que les particules de l'haleine sont alors pleines de *petits vers invisibles*, mais qu'on parviendrait à voir, je pense, *au moyen d'un verre grossissant approprié*, en recueillant l'haleine sur une glace (p. 324, note).

« La conjecture de ce docteur hollandais, dit en rapportant ces particularités le Dr de GHELDERE, ne se rapproche-t-elle pas infiniment plus des notions bactériologiques modernes, que la théorie de la vapeur fétide et aiguë de l'auteur italien, où il n'est

(1) Voici le titre de l'ouvrage flamand : *Nieuw-liglende praktyk der Medicynen waar in getoont werd dat alle ziekten een* Doctor en Practizijn binnen Amsterdam. *Desen derden druk verdiktheid des bloeds en sappen zijn, en alleen uit suur en slym voortkomen. Hier nevens een verhandelinge van de Hedendaagse Chymie, in welke over des selfs bereidingen naukeurig geredeneert werd,* Door Steph. BLANCKAART, Medicyne Doctor en Practizijn binnen Amsterdam. Desen derben druk merkely vermeerdert en verbeetert, t'Amsterdam, bij Jan ten Hoorn, Boekverkooper, over het Oude Heeren Logement, Anno 1685.

17

pas question d'organisme microscopiques quelconques, mais simplement de *vapeur fétide*, corollaire de la théorie polyséculaire des miasmes. »

Quoi qu'il en soit, notre confrère apporte une nouvelle contribution à l'histoire de la microbiologie.

L'hérédité de l'odeur.

Une particularité, pourtant intéressante, des odeurs cutanées, écrit Ch. Féré, paraît avoir tout à fait échappé à l'attention : c'est l'hérédité. On trouve, en effet, assez fréquemment, dans les familles, une communauté d'odeurs qui se transmet aux objets familiers et peut les faire confondre.

Cette communauté peut s'observer en dehors de l'hérédité, chez des frères ou chez des cousins : elle constitue alors un caractère familial. Il faut remarquer, d'ailleurs, que si la ressemblance est suffisante pour frapper l'odorat de l'homme, elle n'est pas absolue. « Nos chiens ne s'y trompent pas », faisait observer le chef d'une famille où tous les mâles sont affectés d'une odeur spéciale, et peu agréable d'ailleurs.

L'hérédité de l'odeur est latente pendant l'enfance ; elle ne se manifeste en général qu'à la puberté (1).

Le Nez employé comme remède.

Dans les maladies du nez, comme dans des cas de perforation du septum, dans la syphilis du nez

____

(1) *Revue de Médecine*, n° 4 (10 avril 1902).

invétérée, dans la *rhinitis sicca*, dans un cas grave d'ozène, qui avait résisté à tout traitement, le docteur Rivière, de Lyon, a employé un extrait fluide de la muqueuse pituitaire du nez. Ce savant se loue des heureux résultats qu'il a obtenus.

Le Nez rouge.

Lorsque le nez augmente de volume, s'hypertrophie, se déforme, on a sous les yeux un spectacle répugnant : c'est la *couperose alcoolique*, une des formes, hélas ! des plus communes.

« *A la trogne on connaît l'ivrogne* », dit le proverbe. Maints poètes du temps jadis n'ont pas dedaigné de chanter les nez enluminés :

> Nez que les pots et les bouteilles
> Ont peint avec plus de vermeilles
> Que n'eussent fait les Gobelins ;
> Beau nez, dont les rubis m'ont coûté mainte pipe
> De vin blanc et clairet
> Et duquel la couleur richement participe
> Du rouge et violet.

L'auteur d'un ouvrage de *Curiosités étymologiques*, Oudin, prétend que « avoir le coup de bouteille » signifie proprement : « être couperosé ». Mais le coup de bouteille peut ne pas se renouveler, tandis que la couperose alcoolique est un état chronique. C'est bien alors que le nez bourgeonne, et que sa floraison s'épanouit.

D'après le professeur Rosenbach, de Berlin, le « nez rouge » reconnaît souvent pour cause le port de la voilette, du moins chez les dames. M. Rosenbach a constaté cette relation, principalement chez les dames qui s'adonnent au sport vélocipédique. La voilette produit cette désastreuse rougeur nasale, en comprimant la peau du nez.

Aussi Rosenbach recommande-t-il, en manière de traitement, de substituer à la voilette ordinaire, une demi-voilette, qui ne recouvre que la partie supérieure du visage, et qui ne soit pas non plus tendue.

D'autre part, les dames qui veulent se soustraire au désagrément d'un nez rouge, devront éviter de passer d'une atmosphère froide dans un local surchauffé.

Enfin, les personnes déjà affligées d'un nez rouge devront s'enduire cette proéminence avec de la lanoline, ou pour le moins la poudrer. (*Deutsche Medizinal-Zeitung,* 1899, n° 59.)

Le Nez et ses sympathies avec les autres organes.

I. — Odorat et troubles digestifs.

Il n'est presque personne qui n'ait éprouvé une douleur très vive dans la membrane pituitaire, à la suite de l'application de certaines substances sur le palais : tel est, par exemple, l'effet de la préparation connue sous le nom de moutarde (1).

Lorsqu'on prend une glace, sans être encore ha-

---

(1) Le cresson de fontaine (*Sysimbrium nasturtium*) a été appelé par les Latins *nasitorium*, ou *nasturtium*, en raison de la sensation qu'il produit sur la membrane olfactive, lorsqu'on le mange ; c'est une contraction de *nasi tomentum*.

bitué à son action, on éprouve une sensation très désagréable à la racine du nez.

Dans les affections vermineuses, l'irritation du canal alimentaire par la présence des vers produit, à la partie inférieure de la cloison du nez, une démangeaison qui oblige de le frotter, et qui est un des signes caractéristiques de la maladie. Serait-ce là, en partie, ce que DARWIN a appelé *Polypus narium ex ascaridibus* ? ALIBERT a observé le même phénomène chez des petites filles empoisonnées par des racines de stramonium.

L'énergie de la sensation est augmentée, chez certaines femmes, pendant la période menstruelle. FALLOPE dit en avoir connu une, qui avait un érysipèle au nez toutes les fois qu'elle se mettait en colère.

Dans la migraine, il y a, le plus communément, une douleur vers la voûte des fosses nasales, et quelquefois une légère épistaxis.

L'humidité des pieds ou leur refroidissement donne souvent lieu à un coryza, ou à une inflammation catarrhale de la membrane pituitaire, laquelle cède quelquefois, au contraire, à un pédiluve à la glace, ou très chaud.

On empêche l'éternûment, en comprimant le grand angle de l'œil ; on le détermine, en passant subitement de l'obscurité à une vive lumière.

L'olfaction, enfin, est souvent dépravée dans certains états de débilité de l'utérus, comme dans l'aménorrhée et la chlorose ; ou exaltée, lors de l'écoulement des menstrues. Mais, dans tous ces exemples, la membrane pituitaire est le siège d'influences sympathiques, émanées d'organes plus ou moins éloignés.

*
* *

Quelques odeurs répugnantes augmentent d'une manière marquée la sécrétion de la salive ; WHYTT a observé que l'alcoolat de romarin, flairé avec force, produisait la même action (1).

D'autres émanations odorantes, en irritant la membrane olfactive, produisent le larmoiement : telles sont les vapeurs de l'ammoniaque, de l'acide acétique, des oignons, etc. ; une titillation mécanique et vive, à l'aide d'une barbe de plume ou d'un corps étranger quelconque, cause le même phénomène.

Le larmoiement est également un des symptômes les plus constants du coryza, et est souvent produit par l'éternûment.

*
* *

Nous dirons quelle influence exercent les odeurs sur les organes de la génération ; nous noterons leur action dans les cas d'affections hystériques.

Des odeurs douces, chez certaines personnes nerveuses, produisent la syncope ou la cessation des mouvements du cœur. Des odeurs fortes et âcres, dans beaucoup de cas, réveillent l'action de cet organe, de même que celle des poumons et du cer-

----

(1) WHYTT, *loc. cit.*

veau, lorsqu'elle a été suspendue ; on a vu effectivement une odeur pénétrante arrêter la toux (1), ou prévenir un accès d'épilepsie (2).

Ces divers faits, dont plusieurs nous prouvent le rapport qui unit les sensations du goût et de l'odorat, en nous faisant reconnaître que certains corps, en agissant sur l'un, agissent également sur l'autre, que les organes de l'une perçoivent parfois les impressions destinées à ceux de l'autre, sont vrais et évidents pour tout le monde, mais ils sont difficiles à expliquer, de même que la transformation des odeurs en saveurs.

*
* *

Qui de nous n'a employé l'expression d'odeurs nauséeuses ou nauséabondes, qui fait partie du langage courant ? Ce qualificatif de *nauséeux* appliqué aux odeurs, implique généralement une idée de répugnance, de dégoût, qui laisserait supposer que les émanations repoussantes, ou tout au moins désagréables, ont seules le pouvoir de provoquer des nausées. Il n'en est rien cependant, car les senteurs agréables peuvent avoir le même effet.

En voulez-vous des exemples ? Le Dr JOAL, en compulsant les auteurs, en a trouvé un certain nombre, qui nous paraissent des plus démonstratifs.

BOYLE a rapporté le cas d'un homme, pourtant solidement constitué, et qui n'avait rien de ce que

(1) WHYTT, Traité cité.
(2) PINEL, *Nosographie philosophique.*

nous appellerions aujourd'hui une femmelette, à qui l'odeur d'une infusion de café suffisait à donner des nausées.

CLOQUET a mentionné ce fait, que l'odeur des fleurs de plusieurs magnoliers a une action des plus prononcées sur le système nerveux, et que celle du *magnolia tripetala*, plus particulièrement, détermine souvent des nausées chez ceux qui s'en approchent.

RÉVEIL a noté qu'une fleur oubliée dans une chambre à coucher a pu causer, outre de la migraine, des vertiges et même des nausées. MANDL, célèbre laryngologiste, rapporte que des migraines, des nausées, des vertiges, des éblouissements, ont été constatés chez des femmes nerveuses qui avaient séjourné dans une chambre remplie de fleurs.

L'odeur de la cannelle, d'après DEBAY, serait la cause de « maux de cœur » chez maintes personnes plus ou moins névropathes ; les émanations de la pivoine, de l'asaret, de la lobélie, donneraient lieu, parfois, à des vomissements.

Les physiologistes modernes ont confirmé ces observations. « Les odeurs les plus suaves pour la plupart des autres hommes, écrit BÉCLARD, deviennent, pour quelques-uns, le sujet de répulsions qui peuvent aller jusqu'à la syncope ; et l'effet prolongé des odeurs fortes amène chez la plupart des individus la migraine, les nausées, etc. »

Le Dr BONNIER, auteur d'une monographie sur *le Vertige*, écrit de son côté : « L'odeur de quelques substances provoque la nausée, plus encore que leur goût... Chacun peut trouver, avec un peu de recherches, les odeurs qui l'étourdissent, le troublent, le grisent, et inversement celles qui coupent et suppriment les étourdissements et les nausées. »

Il n'est pas douteux qu'il y a des cas où l'impression olfactive, retentissant sur les centres nerveux, est l'origine de certains accidents.

Il est telles circonstances où les odeurs vont jusqu'à provoquer le vomissement. Linné raconte que les émanations qui se dégagent des racines fraîches d'ellébore blanc déterminent chez ceux qui les respirent des vomissements violents. Cabanis a noté cette sympathie singulière entre le nez et le canal digestif. « Tout le monde sait, relate-t-il, que certaines mauvaises odeurs soulèvent l'estomac et amènent des vomissements terribles (sic). »

Le Dr Joal, qui a réuni tous ces faits, leur en a ajouté d'autres, qui lui sont personnels, et qui ne sont pas moins concluants.

Une jeune fille de 20 ans fuit les soirées, les bals, les réunions, parce qu'elle ne peut supporter les odeurs qui s'exhalent dans ces milieux ; elle a particulièrement en horreur les parfums de la rose, de la violette, du muguet, de l'héliotrope, du jasmin, qui occasionnent chez elle des vertiges, des vomissements, et jusqu'à des syncopes. Un garçon de 18 ans a dû renoncer à continuer le métier de confiseur, l'odeur des différentes essences employées en confiserie occasionnant chez lui les troubles dont nous venons de parler.

Une dame, âgée de 32 ans, arthritique et nerveuse, a de tout temps éprouvé une aversion insurmontable pour certaines fleurs, telles que le lilas, la rose, la jacinthe, la tubéreuse, le gardenia et le mimosa. Et cependant, chez cette même personne, les préparations de toilette au musc, à la civette, à l'ambre, etc., sont sans effet.

Ailleurs, c'est un jeune étudiant, qui ne peut supporter les produits volatils qui se dégagent du beurre, de la graisse, de l'huile ou de la corne brûlée. S'il passe près de l'atelier du maréchal, au moment où l'on ferre un cheval ; si, dans la rue, on répare un trottoir avec de l'asphalte, il doit aussitôt se sauver.

L'odeur qu'il redoute le plus est celle produite par la combustion de pétrole. Ayant voulu un jour suivre en bicyclette une automobile, il fut atteint de migraines, nausées, épistaxis et syncope. Il aime, néanmoins, beaucoup à respirer de l'eau de Cologne et des parfums même très pénétrants.

Mais il est d'autres personnes à qui ces parfums répugnent, et qui en sont sérieusement incommodées, quand ils se trouvent dans leur voisinage.

Une histoire assez plaisante, bien que le héros ait dû, et nous le comprenons, en être ennuyé, est celle de ce jeune avocat qui, sur le point de se marier, fut invité à dîner chez les parents de sa fiancée. Il se met à table avec de très bonnes dispositions ; tout se passe bien jusqu'au dessert.

A ce moment, on ouvre la croisée de la salle à manger ; peu d'instants après, notre avocat éprouve des troubles bizarres : de la faiblesse, des sueurs froides, puis des nausées, suivies de vomissements. Comme nul n'est prévenu, on croit à des habitudes d'intempérance, et le jeune homme est déjà mal noté dans l'esprit des parents. En réalité, ces accidents étaient imputables à des acacias en fleurs (ce qu'on nomme le robinier ou faux acacia), qui étaient plantés immédiatement au-dessous de la fenêtre et que le fiancé avait imprudemment respirés. Il ne se souvenait plus que, douze ans auparavant, élève de rhétorique dans un lycée de province, il avait dû se faire dispenser d'aller jouer dans une cour plantée d'acacias, à l'époque où ces arbres fleurissaient.

Ces phénomènes ont été également observés chez ceux qui mangent certains fromages, certaines viandes rôties, certaines boissons vineuses. Dans les faits de ce genre, il semble bien que le réflexe nauséeux ait son point de départ dans le nerf olfactif, plutôt que dans les nerfs lingual ou glosso-pharyngien.

N'est-ce pas également les odeurs se dégageant, sur les bâtiments, du goudron ou autres produits nauséabonds, qui, chez certains sujets, donnent lieu au mal de mer ? Sans doute, celui-ci est le plus souvent dû aux mouvements de tangage et de roulis, à la vue des vagues, et à la mobilité des objets environnants, mais le sens olfactif est évidemment impressionné, lui aussi, bien que secondairement.

*
* *

Les perceptions odorantes, avons-nous dit, ont un rententissement sur tout le canal digestif. Les intestins, en effet, sont également impressionnés par les odeurs.

Hartmann a cité le cas d'un habitant de Copenhague qui, dans sa jeunesse, éprouvait de violentes coliques, lorsqu'il flairait des citrons.

L'odeur seule de l'anis produisait un effet carminatif chez VOLTAIRE ; l'odeur des pommes cuites provoquait une poussée hémorrhoïdale chez un secrétaire de FRANÇOIS Iᵉʳ.

Chez d'autres, on a observé de la diarrhée, de la dysenterie même : c'est ainsi qu'il suffit à des personnes d'entrer chez un pharmacien, au moment où il triture certaines substances, pour être purgées. C'est toute économie pour elles. Mais, dans ce cas, ne s'agirait-il pas plutôt d'auto-suggestion ?

On sait, du reste, que le système nerveux a une influence incontestable sur la sécrétion exagérée des liquides de l'intestin : ainsi la peur, la colère, une joie vive ou une violente douleur sont parfois suivies d'une débâcle intestinale. La physiologie donne l'explication de ces faits, en apparence singuliers, et qui n'étonnent plus les médecins.

Il est encore, du côté des voies digestives, des troubles qui doivent être rattachés à l'action des effluves odorants : l'observation journalière ne nous apprend-elle pas que l'odeur d'un mets savoureux nous en fait « venir l'eau à la bouche ? » Il suffit qu'un individu qui a faim sente l'odeur d'un aliment qui lui plaît, pour que sa bouche s'emplisse de salive.

Nous aurions pu multiplier les observations ; celles que nous venons de produire nous ont paru suffisantes pour conclure que l'odorat a une relation évidente, indéniable, avec les voies digestives.

II. — Odorat et Troubles cardiaques.

Le Dʳ Joal (du Mont-Dore), dont nous avons cité les intéressants travaux, avait, naguère, attiré notre attention sur les névroses réflexes d'origine olfactive, intéressant soit les organes de la respiration, soit les voies digestives. Poursuivant la série de ses recherches, il nous instruisait plus tard de la relation qui existe entre *les odeurs et les troubles cardiaques*.

La notion de syncope de provenance olfactive est, du reste, fort ancienne. Dès 1530, Amatus Lusitanus (*Curat. med. centur.*) rapportait qu'un moine tombait en syncope à l'odeur d'une rose. Scaliger dit qu'une de ses parentes avait une syncope à la vue d'un lys (*Exercitat. inaug.*, 1540).

D'autres se sont trouvés mal, en respirant de la fleur d'oranger, des roses rouges, des pommes, du bois de sassafras, etc.

Portal a entendu Petit, dans ses leçons, parler d'une dame qui tombait en défaillance, chaque fois qu'un chat se trouvait dans son appartement, même à son insu ; les émanations du lièvre produisaient le même effet sur le duc d'Epernon ; de même, celles du bouc sur Mˡˡᵉ Contat, l'actrice en renom ; celles du fromage sur le célèbre philosophe et médecin Haller, etc. Joal en conclut que les troubles cardiaques signalés étaient bien sous la dépendance immédiate de sensations olfactives ; nous n'y voyons, pour notre part, rien à objecter.

III. — Les Odeurs et la Voix.

On savait, à la vérité, depuis longtemps, que les substances volatiles, les particules odorantes, agissent, bien que d'une manière indirecte, sur l'organe vocal; on avait maintes fois constaté, chez des personnes qui avaient séjourné dans une pièce remplie de fleurs, des migraines, des nausées, des vertiges, et jusqu'à un état syncopal plus ou moins prolongé. De même, l'expérience a permis d'établir que les émanations résineuses sont efficaces dans certaines affections du larynx ; que les effluves de telles plantes aquatiques sont, par contre, nuisibles ; mais on ignorait que des fleurs naturelles ou des parfums artificiels entravent l'émission de la voix, allant jusqu'à déterminer l'enrouement, parfois l'aphonie complète.

*
* *

C'est en causant un jour avec le docteur FAUVEL que nous eûmes la confirmation de ce que nous ne faisions jusqu'alors que soupçonner. « Certainement, répondit très aimablement à notre interrogation l'éminent laryngologiste, les odeurs ont une influence néfaste sur la voix ; et il y a beaux jours qu'il m'a été donné de l'observer. Peut-être avez-vous connu MARIE SASSE, la grande chanteuse ? Eh bien, Marie Sasse m'a conté qu'au moment où elle répétait l'*Africaine*, elle avait, un soir, complètement perdu la voix, brusquement, dans les circonstances suivantes.

« Elle chantait chez les ROTHSCHILD, s'il m'en souvient, avec Mme PENCO, du Théâtre Italien. Mme Penco, pressée ce jour-là, demanda à sa camarade de lui céder son tour. Marie Sasse y consentit sans se faire prier. En remerciement, Mme Penco offrit à Marie Sasse un superbe bouquet de violettes de Parme, sur lequel elle avait répandu un flacon presque entier d'extrait concentré de la même fleur. L'effet fut presque immédiat : à peine Marie Sasse avait-elle respiré le bouquet, qu'elle devenait complètement aphone ! »

Comme le docteur FAUVEL, le docteur GOUGUENHEIM, le docteur POYET, le docteur GLOVER, tous médecins ou anciens médecins du Conservatoire, sont unanimes à convenir que les parfums abîment la voix.

Comment et pourquoi? Ici les avis sont divergents.

Serait-ce que les cordes vocales se mettent en état de parésie, de défaut de contraction, comme le pensait Fauvel? Est-ce une action d'ordre nerveux, l'influence réflexe d'une impression nasale, comme nous le disait Gouguenheim ? Si l'explication est encore à trouver, le fait existe. Demandez plutôt aux chanteurs et chanteuses de votre connaissance. Mais ne prenez pas cette peine, nous nous sommes livré nous-mêmes à cette enquête, dont nous allons vous faire connaître les résultats.

Dans le monde artistique, ce n'est pas d'hier qu'on a remarqué que certaines fleurs naturelles, telles que le lys, le mimosa, la violette, la tubé-

reuse et quelques parfums artificiels, entre autres
l'eau de Cologne russe, la peau d'Espagne, etc.,
produisent une influence nuisible sur les organes
vocaux. Mme RENÉE RICHARD (de l'Opéra) nous a confié, à cet égard, qu'elle a, depuis longtemps, inter-
dit aux élèves qui fréquentent ses cours de porter,
durant le trajet de leur domicile à celui de la cantatrice, même un simple bouquet de violettes à leur
corsage. Quand les élèves ont respiré, en cours de
route, ces fleurs au parfum pourtant peu pénétrant, elles sont presque incapables d'émettre un
son. Mme Richard, voulant se rendre compte de la
cause du phénomène, a examiné au laryngoscope
celles qui présentaient cette singularité, et elle a
constaté une tuméfaction des cordes vocales caractéristique, alors que celles-ci sont molles et comme
cotonneuses chez celles qui se trouvent dans les
conditions normales.

Mme Christine NILLSON, devenue comtesse de CASA
MIRANDA, a banni les fleurs de son appartement,
dès qu'elle a reconnu leur influence sur la voix.

« A part la rose, nous écrivait Mme ISAAC, de
l'Opéra-Comique, tous les parfums sont nuisibles à
la voix, mais principalement le mimosa, la violette et le lilas. »

Le lilas blanc, appuie Mme Emma CALVÉ, est surtout mauvais ; la tubéreuse et la jacinthe sont pires
encore que le lilas blanc, nous assure DELMAS,
l'excellente basse chantante de l'Opéra.

*
* *

Au Conservatoire, si on n'enseigne pas que les
bouquets doivent être enlevés de tous les endroits

où l'on doit chanter, on recommande, en toutes
occasions, aux élèves qui y fréquentent, de se sevrer
de parfums, de quelque nature qu'ils soient. « Je
n'ai jamais aimé, nous déclarait naguère un professeur de notre établissement national de musique
et de déclamation, je n'ai jamais aimé sentir trop
près de moi, quand je chantais, les parfums, quelque exquis qu'ils pussent être. Était-ce le résultat
de mon imagination, je n'en sais rien ; ils me produisaient un peu l'effet, en diminutif, de l'odeur
exhalée par les pastilles du sérail, par le travail des
bitumiers, ou même par la fumée du tabac... »

Le grand artiste FAURE a bien voulu, aussi,
nous faire part de ses impressions. La violette est
sa bête noire et il n'a que malédictions pour l'hum-
ble fleurette. Le lys et le mimosa ne trouvent, du
reste, pas davantage grâce à ses yeux ; le mieux est,
à l'entendre, de les reléguer dans une pièce in-
habitée.

*
* *

L'auto-suggestion est-elle pour quelque chose
dans la production du phénomène ? Nous serions,
quant à nous, assez disposé à le croire. A ce sujet,
M^m PÉAN, la veuve de l'éminent chirurgien, nous
racontait un jour, qu'à une de ses matinées artistiques où le Tout-Paris défilait, un chanteur en
renom allait entrer en scène, lorsqu'elle le vit tout
à coup pâlir, se troubler... Elle s'enquiert si l'artiste
a un malaise subit, si la chaleur de la salle, ou toute
autre chose, l'incommode. Il ne s'agissait de rien
de tout cela, mais d'un bouquet, que l'acteur avait
aperçu dans le fond de la salle, et dont il demandait

18

le retrait immédiat, faute de quoi il lui serait impossible d'articuler un son. Pur effet de l'imagination, car le bouquet était... en fleurs artificielles !

IV. — Le Nez et l'Odorat
dans leurs relations avec l'appareil sexuel.

Nous ne sommes pas de ceux qui trouvons matière à raillerie dans les traditions ou les expressions populaires. Sous une apparence fruste, on découvre des trésors de bon sens dans une multitude de proverbes qui, avant réflexion, nous porteraient plutôt à sourire. Combien de fois avons-nous exprimé le désir qu'un savant, qui aurait des loisirs, soumît au creuset de l'analyse les remèdes dits de *bonne femme*, pour en extraire l'élément actif ? Un travail de sélection de même genre, mais dans un autre ordre d'idées, ne devrait-il pas être tenté pour les dictons qui, dans leur naïf langage, en disent parfois si long sur les mœurs et les usages d'un peuple ou d'une race, ou qui expriment sous une forme concise et synthétique une vérité physiologique ?

Ainsi, un proverbe dit, mais celui-là nous l'emprunterons aux Latins, si osés en la matière :

Noscitur e labiis quantum sit virginis antrum ;
Noscitur e naso quanta sit hasta viro.

N'avez-vous pas deviné qu'il existe une relation évidente entre l'appendice nasal et les organes sexuels ; que ces rapports ont été notés dès la plus haute antiquité ?

De tout temps, en effet, on a remarqué qu'un

grand nez était le signe d'une exceptionnelle puissance virile. Dans les satiriques de l'ancienne Rome, sous la plume de MARTIAL et de JUVÉNAL, revient à tout instant ce parallèle.

Dans la *Vie d'Héliogabale,* LAMPRIDIUS raconte que ce prince dissolu choisissait pour compagnons de ses infâmes débauches des jeunes gens dont le nez avait de respectables dimensions (1).

Les physiologistes n'ont pas, d'ailleurs, essayé de nier la corrélation, la sympathie qui existe entre l'appareil de l'olfaction et celui de la reproduction. « L'odorat, dit CLOCQUET, est en rapport immédiat avec les fonctions de la génération. » « Il n'est pas sans intérêt de remarquer, observe FÉRÉ, que, quelle que soit l'odeur qui provoque une sensation agréable, les mouvements mimiques du nez et de la lèvre supérieure, en particulier, rappellent ceux qui accompagnent l'excitation génésique (2). »

L'amour, écrit MANTEGAZZA, a beaucoup de rapports mystérieux avec le sens de l'odorat. Dans le monde animal, les parfums sont souvent l'excitant le plus direct et le plus puissant de la lutte amoureuse, et avant même que la femelle ait vu celui qu'elle recherche, les ailes du vent ont porté à ses narines l'odeur qui l'enivre de volupté. La nature a placé le musc, la civette, le castoréum et beaucoup d'autres substances odorantes, de façon à montrer avec évidence à quelles fins elle les destine. Et les fleurs, qui nous ravissent par leur éclat si varié, ne

(1) JOAL, *De l'Epistaxis génitale,* 6.

(2) FÉRÉ, *Pathologie des Emotions,* 439. Beaucoup de personnes ne peuvent visiter des fabriques de parfums, au dire de MANTEGAZZA, sans éprouver des désirs particuliers.

nous disent-elles pas combien sont intimes les rapports qui lient l'odorat et l'amour, et les molécules odorantes aux mystères de la reproduction ? (1)

N'est-ce pas Cabanis qui écrit que « la saison des fleurs est en même temps celle des plaisirs de l'amour (2) », témoignant ainsi que les lois de la nature sont immuables et régissent le monde végétal aussi bien que le monde animal ?

Chez les animaux, a dit Longet, la liaison entre les fonctions olfactive et génitale est aussi incontestable qu'elle est intime. A l'époque du rut, les individus d'une même espèce devaient se rechercher mutuellement. Il leur fallait donc un moyen de se diriger les uns vers les autres, un moyen d'excitation, et la nature a pris soin de faire exhaler vers cette époque une odeur forte et spéciale aux organes sexuels de la plupart (3).

C'est un fait bien connu que, chez la plupart des animaux, une odeur se dégage, au moment du rut, des organes génitaux ou des glandes qui les avoisinent.

Chez certaines femelles destinées à reproduire des hybrides, on est quelquefois obligé de couvrir les yeux du mâle et d'imprégner la femelle qu'on veut faire saillir des parfums naturels d'une autre femelle préférée de ces mâles et choisie dans leur espèce. On fait habiter l'étrangère dans l'écurie de la sultane, à côté d'elle, durant plusieurs jours. On transporte, au moment du coït, les

(1) Mantegazza, *Physiologie de l'amour*, 149.
(2) Une dame, très sensible aux odeurs, disait : « J'éprouve tant de plaisir à sentir une fleur, qu'il me semble que je commets un péché. » Mantegazza, *Physiologie de l'Amour*, 151, note.
(3) Longet, *Traité de Physiologie*.

produits de sécrétion féminins qui doivent tromper l'officiant, qu'on a préalablement mis dans l'impossibilité de voir la concubine qu'on substitue à sa légitime. Souvent, dans ce cas, l'illusion est assez complète pour tromper le maître et seigneur. Si le mâle se doute de la fraude, il faut doucement éloigner la cavale adultère et mettre à sa place l'épouse préférée, la lui faire sentir et lui substituer la première, quand on croit l'illusion assez complète, et le moment arrivé... (1)

Les particularités qui suivent sont peut-être plus ignorées.

Une remarque a été souvent faite par les vétérinaires : lorsque le sens de l'olfaction est perverti chez un étalon, son ardeur est presque éteinte. De même, si la femelle n'exhale pas une odeur *sui generis*, le mâle s'en éloigne (2). Ainsi, le taureau se refusera à saillir une de ces vaches qu'on appelle des *vaches robinières*, dont le « relent ne lui monte pas au nez ». Aussi, pour surmonter cette antipathie, a-t-on imaginé d'aromatiser la région vulvaire de la femelle pour dissimuler sa véritable odeur.

Chez les chevaux, on se sert, à cette fin, d'infusions très concentrées de sainfoin, de serpolet, de sauge, et autres foins aromatiques. Quelquefois, on pratique des injections vaginales avec ces mêmes substances, mais il est rare que le mâle s'en contente, préférant à tout le parfum naturel.

(1) Dr GALOPIN, *Le Parfum de la Femme*, 160-161.
(2) Notons, en passant, que CABANIS conseillait l'air des étables et des vacheries, pour restaurer les forces des gens épuisés par des excès de coït. (*Rapports du Physique et du Moral*, t. II, 419-420).

Dans certaines espèces animales, ce parfum est, du reste, des plus pénétrants. Le musc, la civette, le castoréum et toutes les humeurs odorantes sécrétées par les follicules inguinaux voisins des organes sexuels, agissent par leur odeur et favorisent l'accouplement. Qui n'a observé les chiens se flairant avant de copuler ; l'étalon frottant ses naseaux avec du mucus de la vulve de la cavale (ce que les anciens appelaient l'hippomane), avant de commencer le combat amoureux ?

Les chats sont spécialement excités par l'odeur du *marum*, de la cataire (*nepeta cataria*), des racines de valériane et de serpentaire de Virginie. Ils se roulent littéralement, quand on leur en présente.

Rien de tel pour faire frayer les carpes que de leur frotter l'anus avec du musc ou de la civette. La civette réussit pareillement, au dire d'OLINA, à faire chanter les rossignols en cage, sans doute parce qu'elle accroît leurs désirs.

Les crapauds (1) sont attirés par les émanations de l'*anthemis cotula*, du *stachys palustra*, de l'*actea spicata*.

L'odeur du *chenopodium vulvaria* provoque chez les chiens la sécrétion urinaire.

Ce qui n'est pas moins remarquable, c'est qu'il est des plantes dont le parfum est modifié durant l'accouplement : dans la *Botanique* de DUCHARTRE, MORREN a signalé de nombreux cas à l'appui de

---

(1) « Si, après avoir examiné des grenouilles et des crapauds femelles, dit GALOPIN, qui avait été lui-même témoin de l'expérience, on plonge les mains dans l'eau, les mâles s'empressent d'accourir de loin et de les embrasser étroitement. » D* GALOPIN, *op. cit.*, 32.

cette thèse. La plupart des orchidées perdent leur parfum une demi-heure après l'application du pollen (1).

Le nom de la famille de ces plantes, *orchis*, annonce assez à quoi se comparent les doubles bulbes de leurs racines, et l'odeur du sperme qu'elles exhalent n'est pas pour infirmer la comparaison. Plusieurs de ces végétaux, entre autres le salep, jouissent de vertus aphrosidiaques, non pas seulement parce qu'on a observé des analogies toutes fortuites de forme avec des analogies d'odeur, mais parce que leur action a été réellement constatée.

Il est à noter que la plupart des végétaux qui exaltent les facultés génératives sont des aromates. La vanille, la cannelle, le macis, le girofle, la muscade, le poivre, le safran, l'ail, sont des substances très odoriférantes.

Est-ce pour ce motif que, de tout temps, les femmes ont employé les parfums dans leur toilette secrète, en ont usé pour captiver ceux qu'elles voulaient s'attacher ? N'est-ce pas J.-J. Rousseau qui a dit dans son *Emile* (2) : « Le doux parfum d'un cabinet de toilette n'est pas un piège aussi faible qu'on le pense ? » ; ce que Parny a exprimé dans ces vers élégants :

> Plus tendrement un cœur soupire,
> L'air et les parfums qu'on respire
> De l'amour allument les feux (3).

(1) Rivière a cité le *conophallus*, dont les fleurs femelles exhalent une odeur infecte, jusqu'au moment où les fleurs mâles y répandent le produit de leurs étamines.
(2) J.-J. Rousseau, *Emile*, édition stéréotypée, 262.
(3) Elégie VII, livre III.

On a soutenu que les artifices de toilette étaient un produit de notre civilisation, rien n'est plus faux. A ceux qui n'ont pas encore tout à fait rompu avec les classiques, nous rappellerons ce que dit Homère, au quatorzième livre de l'*Iliade* : « Junon lavait son corps avec de l'ambroisie et se parfumait avec une essence aussi précieuse que suave. »

Et ce ne sont pas seulement les belles Grecques qui ont eu recours à ces procédés de séduction. Dans l'Ancien Testament, on voit Ruth s'inonder de parfums pour plaire à Booz.

Les Arabes, les Orientaux et tous les peuples qui ont adopté la religion mahométane, ont le culte des parfums. Mahomet lui-même partageait son affection entre les parfums et les femmes, ou plutôt il les adorait inséparablement.

En Nubie, les courtisanes se frictionnaient avec un cosmétique odoriférant, composé de graisse de mouton, de savon, de musc, de bois de santal pulvérisé, de *sembil* (valeriana celtica) et de *mehleb* (fruit qu'on cueille en Arménie, en Perse et en Asie Mineure (1).

A la séance de la Société anthropologique de Berlin du 18 octobre 1873, Hartmann a présenté des vases troués, en terre cuite, envoyés par J. Hildebrant, qui servaient aux femmes somalis pour se parfumer les organes génitaux, et qui s'appellent en nubien *Kalenqùl* ou *Terenqùl*. On en avait rencontré dans les cabanes les plus pauvres. Le parfum qui s'y consommait s'obtenait en faisant brû-

____

(1) Mantegazza, *Hygiène de l'Amour*, 175.

ler de l'ambre, les opercules d'une espèce de *Strambus* qui se trouve dans la mer Rouge, et le bois de l'*Acacia Verek*. Ces fumigations s'emploieraient encore en Abyssinie (ASCHERSON), et sur les côtes de la mer Rouge (ISSEL).

Aujourd'hui que l'industrie est parvenue à reproduire synthétiquement la plupart des odeurs de fleurs naturelles, et que l'usage des triples et quadruples extraits s'est généralisé, telles Parisiennes de nos jours laissent loin derrière les Orientales les plus expertes dans l'art de se parfumer. Mais ce sont artifices qui répugnent à celles dont le charme réside dans les seuls avantages naturels. Celles-là savent mieux que toutes les autres, que l'excitation génésique est plus sûrement provoquée par l'odeur de leur corps, que par les cosmétiques les plus compliqués. Cette excitation n'est pas seulement due à l'odeur des sécrétions provenant des organes de la génération, mais encore à celle des sécrétions cutanées et (1), parfois, à une sécrétion locale.

*
* *

L'*odor di femina* est, pour tout dire, des plus complexes, et le chimiste le plus habile aurait quelque peine à en dissocier les éléments.

(1) Le Dr GALOPIN a noté que les personnes de la même profession se recherchent et se marient ensemble : c'est un mariage d'odeurs, « le parfum de la femme s'harmonisant avec celui de l'homme ». La Marseillaise respire avec volupté son mari, qui sent l'ail et l'oignon ; les ouvriers en phosphore épousent presque toujours des ouvrières de la même profession qu'eux. C'est bien à des accouplements de ce genre qu'on peut appliquer, en l'amplifiant, la définition si connue du mariage : « Un échange de transpiration la nuit... et le jour. »

Il est des femmes qui sentent l'ambre, le musc, mais naturellement : telles, les blondes cendrées, au dire du Dr GALOPIN, qui a fait de la question une étude approfondie. D'autres, principalement des femmes aux cheveux châtains, sent la violette : AGNÈS SOREL, DIANE DE POITIERS, Mme DE MAINTENON possédaient ce rare privilège (1).

Certaines femmes, très brunes, à la peau blanche, dégagent une odeur d'ébène.

AUBERT (de Lyon) a observé des femmes qui, à l'approche et durant tout le temps de leurs règles, exhalaient une odeur aromatique acidule, ou chloroformée. Cette odeur se manifestait surtout sous les bras, dans les régions axillaires.

Chez quelques-unes, cette odeur n'a rien de désagréable, écrit sans sourire le Dr GALOPIN. « Quelques-unes même sentent l'ambre et la violette, quand le dessous des bras est laissé à l'air libre. Chez d'autres, les aisselles répandent une odeur prononcée d'épaule de mouton en rut (*sic*), dont les chats sont si friands qu'ils dévorent les chemises et les robes de leurs maîtresses. » (2)

FÉRÉ n'hésite pas à voir des candidats à l'aliénation dans ceux que TARDIEU appelait les renifleurs. Ce sont des maniaques que guette la folie, dont ces aberrés génésiques (3) côtoient les frontières ; et à

---

(1) CÉLINE MONTALAND ne se fit tant aimer, que parce qu'elle était « dangereusement parfumée ». GALOPIN, 150.

(2) *Du parfum de la femme*, 109.

(3) Dans un livre qui fit jadis quelque tapage, le critique allemand MAX NORDAU a cherché à établir que la perversion de l'odorat était, chez le chef de l'école naturaliste, un signe incontestable de déséquilibre cérébral. « ZOLA, dit-il,

l'appui de son opinion, l'auteur de la *Pathologie des émotions* (1) cite l'observation suivante, que nous résumons.

Un homme, âgé de près de 60 ans, d'une santé robuste, sans tare névropathique héréditaire, ne s'attaquait qu'aux femmes qui travaillaient dans les champs, en chemises à manches courtes. Le vieux céladon s'acharnait après elles, jusqu'à ce qu'il fût parvenu à introduire sa main dans leur aisselle. Il se retirait sans en demander plus, se contentant de respirer avec délices dans la solitude le parfum attaché à ses doigts. « C'est une odeur qui me remonte, disait-il, qui me ferait faire des lieues. » Il se disait capable de faire des exploits avec ces femmes-là. Il prétendait même qu'il lui était facile de reconnaître la continence et le moment le plus propice pour l'attaque à fond, rien qu'aux qualités de l'odeur.

L'excitation particulière que produisent les rousses sur certains tempéraments ne pourrait-elle tenir à la même cause, c'est-à-dire à l'odeur pénétrante

montre à la fois une prédominance maladive des sensations de l'odorat dans sa conscience et une perversion du sens olfactif, qui lui font paraître agréables et sensuellement excitantes les plus mauvaises odeurs, notamment celles des excrétions humaines. » Les odeurs occupent, il est vrai, une grande place dans l'œuvre de l'auteur de *Pot-Bouille* (V. notre article de la *Gazette des hôpitaux*, du 19 avril 1914) : mais de là à conclure à la dégénérescence, presque à la folie de Zola, c'est dépasser les bornes du paradoxe. Cette prédominance du sens de l'odorat est manifeste dans d'autres œuvres littéraires, telles que : *Le Mâle*, de CAMILLE LEMONNIER, *l'Homme-Femme* et la *Visite de Noces*, d'ALEX. DUMAS fils, etc.

(1) P. 440.

qu'elles exhalent ? La réponse nous est fournie par
le fait suivant, rapporté par BINET (1), fait qui montre bien que cette influence peut s'exercer même
à distance et à l'insu de celle qui en est l'objet.

Un étudiant en médecine, M. D..., étant assis un
jour sur un banc, dans un square, occupé à lire
un ouvrage de pathologie, remarqua que, depuis
un moment, il était gêné par une érection persis-
tante, sans qu'il eût pourtant le moindre désir. En
se retournant, il aperçut une femme rousse qui était
assise sur le même banc, mais de l'autre côté, et
qui répandait une odeur assez forte. L'explication
était trouvée.

Peut-être était-elle également rousse l'héroïne de
l'histoire suivante, que CLOQUET a empruntée à un
anecdotier du xvie siècle.

En 1572, on célébrait au Louvre le mariage du
roi de Navarre avec MARGUERITE DE VALOIS, et celui
du prince de CONDÉ avec MARIE DE CLÈVES, douée
selon l'histoire, d'une singulière beauté et bonté.

Après avoir dansé longtemps et se trouvant incommodée par la chaleur du bal, cette princesse
passa dans une garde-robe, où une des femmes de la
reine-mère lui fit changer de chemise. Elle venait
de sortir, quand le duc d'Anjou (HENRI III) y entra
pour raccommoder sa chevelure et s'essuya par mégarde le visage avec la chemise qu'elle venait de
quitter. Depuis ce moment, ce prince conçut pour
elle la passion la plus violente, que la mort tragi-

(1) BINET, *Le Fétichisme dans l'amour.*

que de celle qui en fut l'objet ne put arriver à
vaincre (1).

Il n'est pas douteux que quand la passion en
arrive à ce paroxysme, elle relève du pathologiste,
mais la limite qui sépare la passion de l'état morbide est-elle toujours facile à déterminer ?

*
* *

Rarement, pour des nez normalement constitués,
l'odeur cutanée est agréable, surtout chez l'homme,
car pour la femme on pourrait prétendre que la
suggestion est en jeu. Et cependant, on cite, d'après
PLUTARQUE, ALEXANDRE LE GRAND, dont la sueur
odorait la violette ; et moins loin de nous, MAL-
HERBE, CUJAS, HALLER, qui exhalaient par la peau
une suave odeur de musc (2). L'histoire ne nous
dit pas s'ils étaient très portés sur le chapitre de la
sensualité.

D'ailleurs, à qui le soutiendrait, on aurait la res-
source d'opposer des exemples fameux : celui, notamment, de LOUIS XIV qui, au dire de FAGON, était
atteint de cette puante infirmité qu'on nomme le
bromidrosis pedum ; et celui d'HENRI IV, avec qui
Madame de VERNEUIL, prenant toutes sortes de
libertés, disait un jour : « Bien vous en prend

(1) CLOQUET, *Osphrésiologie*, 138, note. — Chez les Indiens
des Iles Philippines, dit JAGOR (cité par BINET, le *Fétichisme,*
etc., 25), les amants, au moment des adieux, échangent des
morceaux de linge qu'ils portent, et pendant leur séparation,
ils respirent l'odeur de l'être bien-aimé, en couvrant leur relique de baisers.

(2) MONIN, *Essai sur les odeurs du corps humain*, 14.

d'être roi ; sans cela on ne pourrait vous souffrir, car vous puez comme charogne (1). »

Il faut croire que tous les hommes ne ressemblent pas à HENRI IV sous ce rapport ; car il en est qui, sans avoir des attributs extérieurs bien remarquables, arrivent toujours bons premiers dans les lices amoureuses. Cela tient, très probablement, au parfum de mâle qu'ils dégagent.

A cet égard, les ecclésiastiques, et, en général, ceux qui font profession de continence, ont une véritable grâce d'état. Que cette odeur soit due à la résorption de la liqueur séminale, ou à l'élimination par la surface cutanée de ses principes odorants (2), les paroissiennes n'en ont cure. Le fait n'en existe pas moins, et il a été relevé par bien des observateurs : par FREDAULT, qui prétend que « l'odeur spermatique » de l'homme chaste est des plus excitantes ; par MANTEGAZZA, lequel a relaté le cas de cette dame de la cour au temps de BRANTÔME, qui portait en relique les parties génitales de son mari mort, parfumées, embaumées et renfermées dans un étui d'argent doré (3).

*
* *

Chacun de nous a, du reste, son odeur propre, suivant son embonpoint, la couleur de son teint, etc.

Les bruns ont l'odeur cyanique ; les blonds possèdent une faible senteur musquée ; les adipeux exha-

(1) D'après TALLEMANT DES RÉAUX.
(2) MONIN, *loc. cit.*, 15.
(3) MANTEGAZZA, *L'Amour dans l'Humanité*, 94 ; et *Hygiène de l'Amour*, du même auteur.

lent une odeur oléagineuse (1) ; mais « la puanteur vient surtout aux rousseaux tavelez », selon l'énergique expression d'Ambroise Paré.

Que toutes ces odeurs soient plus manifestes après des excitations ou des abus génésiques, nous nous en référons sur ce point au Dr Monin, qui assure que, chez la femme, il en est de même que chez l'homme. « Tout le monde, dit-il, a décrit, depuis Juvénal, la rance odeur des prostituées (2). »

Mais c'est assez parler de l'influence des odeurs sur l'appareil génital. Il nous reste à montrer qu'inversement, une excitation génitale peut déterminer des phénomènes réflexes du côté de l'appareil de l'olfaction.

*
* *

Les rapports physiologiques entre les organes génitaux et le nez ont été, pour la première fois, décrits scientifiquement en 1884, par Mackensie (3).

Mackensie rappelle que dans Ayuverda, le vieux classique indien, on trouve cité, parmi les causes du rhume de cerveau, du coryza, l'*uxoribus concubitus*. Hippocrate en avait vaguement parlé. Celse, plus explicite, conseillait d'éviter la chaleur de la femme au début d'un rhume.

Dans ces dernières années, Arviset a publié une thèse inaugurale sur ce sujet (août 1887) ; et Isch-

(1) Cette odeur est très prononcée chez les femmes polysarciques, au moment des menstrues.

(2) Monin, *loc. cit.*, 14.

(3) *De l'excitation de l'appareil sexuel, considérée comme facteur dans la production des maladies du nez*, in The American Journal medical sciences, 1884,

WALL en a parlé, avec détails, dans une série d'articles du *Progrès Médical* de la même année.

Il est bien connu, dit ARVISET, que lorsqu'un homme est en proie au désir vénérien, lorsqu'il est près d'une femme convoitée, ses narines se dilatent et deviennent battantes ; sa respiration est accélérée, bruyante, tous phénomènes qui semblent pouvoir être rapportés à une obstruction partielle des fosses nasales par la muqueuse devenue turgescente. Plusieurs personnes, interrogées sur ce point, ont affirmé avoir eu à ce moment de l'enchifrènement, de la gêne de la respiration nasale. Aussi ARVISET se demande-t-il si, au moment du rut, les corps caverneux des cornets ne sont pas destinés à devenir turgescents, dans le but de déterminer le réflexe de l'érection.

ISCH-WALL, qui a fait, lui aussi, des recherches dans ce sens, a recueilli ce renseignement de certains sujets, qu'après une nuit « bien remplie », ils se réveillaient la langue sèche, sans doute parce qu'ils avaient respiré par la bouche.

*
* *

Ce qui est loin d'être rare, ce sont les éternuements qui précèdent les rapprochements sexuels. ELSBERG, STALPART, le Dr TILLY (de Chicago) ont rapporté maintes observations de ce genre.

Un client du Dr JOAL, un négociant parisien, asthmatique, et qui était allé faire une saison au Mont-Dore pour y soigner son asthme, n'était pris de ses crises, que lorsqu'il était à côté de sa femme. JOAL poursuivit son enquête et ne tarda pas obtenir de son malade cet aveu : qu'il ne pouvait faire des excès conjugaux sans être atteint de suffocation, qui débutait par des éternuements et du larmoiement, symptômes indiquant bien l'origine nasale de l'asthme.

L'abus des plaisirs sexuels intervient d'une façon nuisible sur les affections nasales existant déjà ; les personnes, par exemple, qui souffrent d'un coryza, constatent une augmentation des symptômes après une nuit consacrée à Vénus. Bien plus, l'excitation sexuelle portée au delà de ses limites physiologiques, peut créer de toutes pièces un état inflammatoire chronique de la muqueuse nasale (1).

MACKENSIE a vu, chez bon nombre de femmes atteintes de maladies nasales, l'affection s'aggraver au moment des règles, ou à la suite d'excès génitaux.

TROUSSEAU avait déjà remarqué que, dans les cas d'ozène, la punaisie est bien plus prononcée pendant la période cataméniale. Quel médecin n'a-t-il observé des personnes qui, aux époques menstruelles, ont le nez obstrué, enchifrené, accusant des accès de migraine, des vertiges, tous symptômes dont le point de départ est la turgescence du tissu érectile ?

Ces symptômes cessent avec le flux cataménial, ce qui indique assez leur origine. MACKENSIE, qui a plusieurs fois fait l'examen rhinoscopique au moment des accidents, aurait constaté la tuméfaction des cornets, qui se montrait tantôt des deux côtés, tantôt d'un seul, pouvant varier avec les époques menstruelles.'

(1) JOAL, *De l'Epistaxis génitale*, 11.

La coexistence d'une maladie de l'utérus ou des ovaires exerce une action marquée sur la marche des affections du nez. Il est des cas où on ne vient à bout de la maladie nasale, qu'en guérissant l'affection utérine concomitante. CLOQUET avait déjà remarqué que l'olfaction était souvent dépravée dans certains états de débilité de l'utérus (aménorrhée, dysménorrhée, etc.), ou exaltée au moment des menstrues (1).

S'il est prouvé que les cornets deviennent turgides sous l'influence du réflexe génital, on ne sera pas surpris que cette turgescence aille jusqu'à la rupture des capillaires, assez friables pour qu'une épistaxis puisse dès lors se produire. C'est, en effet, ce qui a été observé.

MORELL MACKENSIE a rapporté un fait d'HILDANUS, relatif à un homme pléthorique, qui fut pris, aussitot après le coït, d'une violente hémorragie nasale. L'étiologie de l'hémorrhinie n'est pas discutable, ainsi que l'ont exprimé CLOQUET, GÉNIE (thèse 1876), ISCH-WAL, et beaucoup d'autres.

JOAL explique, par un mécanisme simple, les épistaxis dites supplémentaires : la plupart des épistaxis supplémentaires, dit ce spécialiste, rentrent dans le cadre des épistaxis génitales : l'irritation ovarienne et utérine de l'époque menstruelle produit encore, par action réflexe, le gonflement des corps caverneux et l'hémorragie consécutive (2).

Dans une de ses cliniques, RENDU dit qu'il n'est pas rare de voir de véritables épistaxis mensuelles

(1) CLOQUET, *Osphrésiologie*, 339.
(2) JOAL, *broch. cit.*, 12.

survenir chez des petites filles de 12 à 14 ans, au moment de l'établissement de leurs règles.

Une épistaxis de même nature est celle qu'on pourrait appeler l'*épistaxis des onanistes*. Il est des saignements de nez, rebelles à toute médication, qui ne reconnaissent pas d'autre cause que les habitudes solitaires. JOAL, qui a publié un mémoire excellent sur cette variété d'épistaxis, en a interprété la signification. Les sujets qu'il a observés sont des jeunes gens de 14 à 16 ans, qui se masturbaient à l'excès, et qui n'ont plus eu d'épistaxis du jour où ils ont renoncé à leurs déplorables habitudes. Sans suivre pas à pas le Dr JOAL dans sa description, nous ne résistons pas au plaisir de mettre sous les yeux de nos lecteurs une sorte d'autobiographie d'un malade, adressée à l'auteur du mémoire par le Dr GIROD, professeur à la Faculté des sciences de Clermont-Ferrand. C'est une lettre d'un confrère, qui raconte sa propre histoire au Dr GIROD, son ancien camarade d'études. C'est une page que l'auteur des *Confessions* n'aurait pas désavouée :

A dix ans, je fus pris des premiers désirs érotiques. La vue, le souvenir de quelque chose de féminin me poussait à des érections violentes, et cependant j'ignorais ce que c'était qu'une femme. Comment ma main se porta-t-elle à mon membre surexcité? Je ne sais, mais bientôt je pris goût aux attouchements et quelques mois après, je constatais une première éjaculation. Je crus à une émission d'urine et trouvant ce procédé d'uriner beaucoup plus agréable, je m'en donnais à cœur joie ! Je me souviens de m'être procuré certains jours cinq à six pollutions.

Je fus pris à cette époque de nombreux saignements de nez : c'était la croissance, disait-on ; le médecin de la famille me prescrivit quelques remèdes ; je devais régulièrement quitter la classe pour aller à la fontaine. Hélas ! je m'égarais souvent dans la salle de gymnastique, pour profiter de la solitude et me donner quelque douce satisfaction. Les épistaxis continuèrent souvent deux fois par jour, lorsque je me procurais beaucoup de plaisir. Je fus alors atteint d'accès d'asthme d'une intensité extrême. Enfin, vers l'âge de quatorze ans, je fus pris de douleurs violentes aux lombes et aux membres inférieurs : je dus m'aliter. Je saignais toujours du nez et je me masturbais avec fureur. Le médecin comprit, m'admonesta sévèrement et m'annonça de terribles conséquences, si je persistais dans mes habitudes. Je ne me sevrai pas complètement, mais je fus plus sage. Ainsi j'atteignis le bachot, qui me jeta dans les bras de la femme. Mes modiques ressources de lycéen me mettaient dans l'obligation d'espacer mes nouveaux plaisirs : mes saignements de nez disparurent... Depuis, je me suis fait vieux, père de famille : mais, aux jours de fête et d'abondance, la toux nasale et les épistaxis reparaissent. Pour moi, il est certain que mes saignements de nez ont une origine génitale.

La connaissance des relations de l'appareil génital avec l'appareil nasal n'est pas encore, que nous sachions, familière aux médecins. Mais nous sommes de l'avis de JOAL, à savoir que cette notion de sympathie (1) une fois répandue dans le monde scientifique, la rencontre de faits nombreux

(1) Ne peut-on expliquer par cette sympathie l'arrêt de certaines épistaxis, grâce à l'application d'eau froide ou de glace sur le scrotum ? (Cf. SCHWILGUÉ, *Traité de Matière médicale*, t. II, 5 et 112).

viendra démontrer la fréquence des épistaxis génitales.

Sans doute, la goutte, le rhumatisme, l'anémie, la pléthore, les varices nasales sont des facteurs étiologiques importants de l'épistaxis ; mais, dans l'enfance et l'adolescence, le point de départ génital devra toujours être recherché. C'est à l'époque de la puberté, au moment où la vie génitale commence, qu'apparaîtront des épistaxis cataméniales, copulatives, en un mot toutes les hémorrhinies dépendant d'une irritation de l'appareil sexuel.

Espérons qu'il aura suffi d'avoir appelé sur ce point l'attention des praticiens, pour que celle-ci soit désormais en éveil (1).

Les Odeurs des Peuples.

Il n'est personne qui n'ait observé que les sécrétions diverses de la peau, autant que la perspiration

(1) A propos du nez et des organes génitaux, JOAL a également pu, dans la majorité des cas, vérifier les assertions de MALGAIGNE (*Archives générales de médecine*, 1891) : « J'établis comme un principe certain, dit cet auteur, qu'il est possible de juger de la gravité ou de l'acuité de la voix par la forme et la saillie du nez. Je n'ai jamais vu un homme ou une femme avoir un nez retroussé et une voix grave ; toujours les voix graves sont accompagnées d'un nez considérable ; il est énorme chez les basses-tailles, chez les chantres de cathédrale par exemple. Je pose en principe que le développement des cavités nasales est en rapport direct avec celui du larynx, et le larynx étant lui-même en relation étroite avec les organes génitaux, peut-être cette coïncidence servira-t-elle à expliquer un fait jusqu'à présent inexplicable, et qui, faux dans quelques applications, certain pour la plupart, a été érigé en axiome par OVIDE : *Noscitur e naso quanta sit hasta viro.* »

cutanée, répandent autour de chaque individu, comme de chaque espèce animale, une odeur particulière. Tels sujets, à odorat plus ou moins exercé, sont capables non seulement de distinguer des personnes d'un sexe, d'un âge différents, mais des individus d'une race spéciale.

Il est bien établi que les peuples du Nord ne sentent pas comme les peuples du Midi ; que l'odeur cutanée s'exagère chez les habitants des pays chauds, dont la peau fonctionne plus que sous un climat tempéré. De même que les végétaux des latitudes les plus chaudes exhalent les plus fortes senteurs ; de même, la « fleur humaine », pour employer un mot cher à Goethe, est aussi plus odorante en ces régions.

*
* *

D'après les anthropologistes, les nègres ont une odeur des plus marquées, qui est si forte que (sauf chez les Cafres et les noirs de Madagascar), elle imprègne pour longtemps l'endroit où ils ont séjourné. L'on conte même, à ce propos, que les chiens lancés jadis à la poursuite des esclaves, en Amérique, avant l'abolition de l'esclavage, ne confondaient jamais les traces du nègre avec celles des autres hommes. Les Caraïbes des Antilles étaient arrivés à suivre les nègres au *flair*.

Mais si le noir, et aussi le jaune, affectent désagréablement notre odorat, il paraîtrait que le blanc exhale un parfum qui n'a rien d'agréable pour le sens olfactif des Asiatiques. Les nègres et les Chinoirs trouvent que nous sentons le cadavre, que notre odeur est fade. Nous leur rendons, d'ailleurs, leur politesse. Un de nos confrères écrivait récemment qu'on devine les côtes de l'empire, aujourd'hui République céleste, « à l'odeur qui s'en dégage à longue distance », odeur qui participe à la fois de celle des déjections et de la fumée d'opium.

*
* *

Le docteur MATIGNON, qui a étudié, dans maints de ses ouvrages, l'hygiène et les mœurs des peuples d'Extrême-Orient, nous confiait naguère qu'un de ses amis, alors attaché au ministère des Affaires étrangères, pouvait diagnostiquer l'arrivée de la valise diplomatique venant de Pékin ou de Tokio, uniquement par l'odeur qui se dégageait de la correspondance ayant séjourné, pendant la traversée, dans la valise, avec d'autres paquets arrivant de Chine.

Un médecin japonais, qui a fait plusieurs séjours en Europe, a constaté, chez les Européens, et notamment chez les Européennes, une odeur « piquante et rance », extrêmement désagréable... pour des Nippons ; mais, quand ceux-ci ont résidé quelque temps chez nous, ils finissent par s'y habituer. Par contre, un médecin français qui a vécu longtemps au Japon, avance que les Japonais, qui sont, cependant, d'une rigoureuse propreté, sentent très fort pour notre odorat ; et il n'entend point parler des femmes japonaises, dont l'odeur naturelle est masquée par un parfum artificiel, constitué surtout par de l'huile de camélia, dont elles aiment à s'enduire la chevelure.

*
* *

Outre l'influence de la race sur l'odeur du corps, d'aucuns ont prétendu qu'il fallait faire entrer en ligne de compte le costume. Les peuples de race blanche, disent-ils, se couvrent d'une manière exagérée ; leurs vêtements, superposés et trop ajustés, favorisent la stagnation et la fermentation des sécrétions cutanées. Mais alors, comment expliquer que les nègres, toujours à peu près nus, que les Hindous, qui n'ont guère qu'une serviette autour des hanches, que les Japonais qui, à chaque enjambée, ventilent leur ample kimono, sentent plus fort que les Occidentaux ? On a invoqué l'alimentation : peut-être, a-t-on dit, le régime alimentaire a-t-il une influence ? En ce cas, nous qui sommes des carnivores, nous devrions exhaler une odeur beaucoup plus accentuée que les peuples qui se nourrissent surtout de riz et de végétaux.

Ce qui paraît certain, c'est que les pays ont une odeur, tout comme les individus. Et parfois, cette odeur est des plus persistantes, des plus pénétrantes. « Quand il m'arrive, nous contait un jour le docteur MARIGNON, qui a joué un rôle héroïque au siège des légations, à Pékin, de défaire un paquet de broderies chinoises, ou d'ouvrir une caisse rapportée depuis dix ans de la Chine ou du Japon, l'odeur qui s'en dégage me transporte aussitôt, par ma mémoire olfactive, à Pékin ou à Tokio. »

Un autre voyageur nous narrait que les habitants du Royaume-Uni, en général, débarquant de leur île, apportent avec eux une odeur spéciale, qu'on ne peut définir, odeur qu'ils laissent après eux dans les appartements qu'ils occupent pendant un certain temps. Le fait est bien connu dans les villes habituellement fréquentées par les Anglais.

*
 * *

D'où provient cette senteur ? On l'a attribuée aux algues, au varech, qu'elle rappelle un peu, en effet ; d'autres prétendent qu'elle serait due aux cuirs dont les malles sont faites ; elle aurait cela de commun avec l'odeur du cuir de Russie, qui imprègne les bagages des touristes venus de ce dernier pays ; mais c'est là pure supposition.

Quoi qu'il en soit, l'odeur d'Angleterre, et plus particulièrement l'odeur de Londres est très caractéristique ; elle pénètre les vêtements, le linge, etc., et ne se dissipe qu'au bout de quelques jours, de plusieurs semaines et même de plusieurs mois, si les effets sont conservés dans une caisse fermée. Cette odeur, qui rappelle un peu celle de l'atmosphère de Londres les jours de brouillard, se dissipe, du reste, assez vite, sauf dans les circonstances dont nous venons de parler.

Nous ne nous étendrons pas plus longuement sur ce sujet, et cependant combien resterait à dire sur ce problème de l'odorance, que nos modernes physiologistes commencent à peine à aborder.

Singularités physiologiques relatives à l'Odorat.

DIGBY parle d'un homme dont la subtilité d'odorat était telle qu'il flairait, comme les nègres, l'approche de l'ennemi, et distinguait, à de simples émanations, sa femme d'une autre femme.

Chez le religieux dont il est question dans le *Journal des Savants* de 1684, la pénétration de l'odorat tenait de la divination ; non seulement, ce religïeux reconnaissait à l'odeur les diverses personnes, mais ce qui serait plus étrange, et ce qu'il est très permis de révoquer en doute, il aurait distingué les filles ou les femmes chastes de celles qui ne l'étaient pas ! Il avait commencé un traité des odeurs, quand la mort vint le surprendre (1).

ZIMMERMANN raconte que l'illustre HALLER lui-même avait une perfection si grande de l'odorat que, dans le temps où l'habitude de la dissection le rendait insensible à l'odeur des cadavres, il sentait des pommes renfermées dans la maison voisine, et percevait à dix pas la transpiration de vieilles gens, insensible à tout autre qu'à lui (2).

DAIGNAN, enfin, rapporte, comme témoin oculaire de la délicatesse de l'odorat et du tact, un exemple singulier, s'il ne s'est pas mépris sur sa réalité : il dit avoir vu en 1760, à Tournay, dans

(1) LECAT, *Traité des sensations et des passions*, t. II, 225-258. « Je ne sais, ajoute plaisamment l'auteur de cet ouvrage, en manière de commentaire, si un homme si savant en ce genre n'aurait pas été dangereux dans la société. »

(2) ZIMMERMANN, *Traité de l'expérience*, trad. par LEFEBVRE DE VILLEBRUNE, t. III, 320.

une famille de huit à dix enfants, une petite fille
de neuf mois ou environ, qui, depuis l'âge de trois
mois, pleurait toutes les fois qu'on avait mis sur
elle, ou dans son berceau, quelque linge qui avait
servi à d'autres, jusqu'à ce qu'on l'eût changé pour
lui en donner qui n'eussent servi qu'à elle, ce
qu'elle distinguait en les flairant, quoique blancs
de lessive (1).

*
* *

Phil. Salmuth (2) cite l'exemple d'une jeune fille
qui trouvait le plus grand plaisir à respirer l'odeur
de vieux livres. Un jurisconsulte retirait de celle du
fumier une sensation des plus douces, et une autre
personne recherchait ardemment celle du bouc (3).
Il ne serait pas difficile de rassembler de pareils
exemples en grande quantité ; mais un des plus
remarquables est celui d'une dame, dont parle
Sam. Ledel (4), et qui ne pouvait supporter, sans
tomber en syncope, l'odeur des roses rouges, tandis que souvent elle mêlait des roses blanches dans
sa coiffure ; le médecin légiste Paul Zacchias ne
pouvait pas, au contraire, souffrir l'odeur des roses
blanches (5). On rapporte aussi qu'un de nos plus

(1) Daignan, ouv. cité, t. I, 7 ; cf. Lucas, *L'Hérédité naturelle*, 162-163, note.
(2) *Cent.* 2, *obs. med.* 63.
(3) *Ephem. Nat. Curios.*, déc. 3, ann. 3, append. 108 ;
cf. Boyle, *De insigni efficacia effluvio*, c. 6, 53.
(4) *Ephem. Nat. Cur.*, dec. 2, ann. 10, obs. 8, 27.
(5) *Quæst. medico-legal.*, lib. 2, tit. 2, quæst. 2, n° 13.

célèbres monarques, Louis XIV, n'aimait point les parfums (1).

*
* *

La maréchale de Thémines (2) avait de plaisants ragoûts ; elle mangeait du pain, après l'avoir tenu longtemps à la fumée d'un fagot bien vert ; elle aimait l'odeur des boues de Paris, et quand les boueurs étaient dans sa rue, on ouvrait toutes les fenêtres de sa chambre. Une fois la reine-mère, comme elles passaient sur de la boue, lui demanda en riant : « Madame la maréchale, celle-là est-elle de la fine ? — Non, Madame, répondit-elle en riant aussi, elle n'est pas encore assez faite (3). »

*
* *

Au rapport de Plutarque (4), Alexandre le Grand « rendoit une odeur fort soucfve, de manière que ses chemises et vestemens mesmes en estoyent remplis de bonne odeur, comme s'ils eussent esté parfumez ». On dit que Cujas offrait une particularité analogue.

Orteschi cite l'exemple d'une jeune fille dont la main, par sa face dorsale et les commissures des doigts, sentait fortement la vanille.

Ces faits sont-ils exacts ou inventés par flatterie ? On sait que l'odeur suave des corps a été souvent

______

(1) Doleus, *Encycl. med.*, lib. 5, 867 ; cf. *Osphrésiologie*, de Cloquet.

(2) Elle était la fille de François, seigneur de la Noue, dit *Bras de fer*, mort en 1591.

(3) Tallemant, *Hist. de la maréchale de Thémines*. t. V, 191.

(4) *Propos de table*, liv. Ier, quest. 6, traduction d'Amyot.

invoquée, comme caractère de sainteté, dans les procès de béatification (1).

*
* *

Sylla, dans la pièce même où il signait ses listes de proscription, se délectait de l'odeur des aromates, Pompée, jusque dans son camp, ne buvait que des vins ambrés ; Marc-Antoine demanda, en mourant, qu'on le couvrît de roses ; Charlemagne faisait arroser les murs de son palais avec des eaux de senteur.

*
* *

On raconte qu'un *cambista* (on dirait aujourd'hui un banquier) crut plaire à Charles-Quint, son hôte, et faire montre de son opulence, en mettant dans sa chambre un brasero d'or massif, dans lequel brûlait, au lieu de noyaux d'olives, de la cannelle fine de Ceylan. Les épices se vendaient alors au poids de l'or, et la cannelle était particulièrement estimée en Espagne. Il paraît que Charles-Quint fut très incommodé par l'odeur de la cannelle, et que, voulant sans doute punir le changeur de son ostentation, il lui refusa la permission de baiser sa main, et ordonna qu'on lui payât, comme à un simple aubergiste, le logement qu'il avait occupé dans sa maison.

*
* *

La répugnance de Marie Stuart à l'égard de Darnley, son mari, provenait de la mauvaise ha-

(1) Dʳ Foissac, *De l'influence des climats sur l'homme.* t. I, 269.

lcine du roi ; c'est elle-même qui l'écrivait à
BOTHWEL : « Il m'a quasi tuée de son haleine, car
elle était plus forte que celle de vostre parent. »
Aussi, quand DARNLEY engageait la reine à partager
son lit, celle-ci, pour coucher seule, s'empressait-
elle de se plaindre d'une douleur de côté. « Je
n'entre jamais vers luy, écrit Marie Stuart, que la
douleur de mon costé malade ne me saisisse tant
il me fasche (1). »

Antipathie pour les odeurs.

L'odeur des tubéreuses passait autrefois pour être
mortelle aux femmes en couches. Mademoiselle de
LA VALLIÈRE, étant fille d'honneur, se trouvait dans
ce cas ; la reine qui avait quelques soupçons, devait
le lendemain passer par son appartement, où elle
avait prétexté une indisposition pour rester couchée.
Mademoiselle de LA VALLIÈRE fit remplir sa chambre de tubéreuses.

Louis XIV, avons-nous dit, avait pour toute
espèce d'odeurs une répugnance invincible ; cette
répugnance était même poussée si loin qu'une princesse s'étant trouvée mal en sa présence, on l'em-
porta évanouie sans oser lui faire respirer de sels.

Comment concilier cette antipathie du grand
Roi pour les odeurs avec ce que nous lisons dans la
préface du *Parfumeur Françoys*, publié en 168o,
par le sieur BARBE, dans laquelle on qualifie
Louis XIV du « roy le plus doux fleurant » qui ait

(1) L. PROAL, *Les crimes et le suicide*, 206.

existé, et où l'on raconte que Sa Majesté se plaisait souvent à voir M. MARTIAL composer les odeurs qu'il portait sur « sa personne sacrée » ?

C'est au sujet de ce MARTIAL que MOLIÈRE fait briller les connaissances classiques de la comtesse d'ESCARBAGNAS, à laquelle on parle des épigrammes de MARTIAL, et qui répond : « Quoi ! Martial fait-il des vers ? Je pensais qu'il ne fît que des gants. » (1)

MARTIAL cumulait les emplois de valet de chambre de Monsieur et de parfumeur en vogue (2).

*
* *

GRÉTRY ne pouvait supporter l'odeur de la rose, de même que la reine ANNE D'AUTRICHE et je ne sais quel prince de la maison des GUISES.

La princesse de LAMBALLE haïssait la violette.

VINCENT, peintre célèbre, était très incommodé par l'odeur d'une rose. Nous connaissons une dame chez laquelle la fleur d'oranger détermine des spasmes nerveux violents. LODELIUS parle d'un marchand à qui l'odeur des roses causait une ophthalmie

*
* *

On sait que NAPOLÉON s'inondait tous les matins le cou et les épaules d'un flacon d'eau de Cologne : l'absence de ce cosmétique ne fut pas une de ses moindres privations à Sainte-Hélène. Quant à l'impératrice JOSÉPHINE, elle aimait, aussi, passionné-

(1) *La Comtesse d'Escarbagnas*, sc. XVII.
(2) RIMMEL, *Le Livre des Parfums*, 321.

ment les parfums, et le musc par-dessus tout. Son cabinet de toilette en était plein, en dépit des fréquentes observations de NAPOLÉON.

Plus de cent ans se sont écoulés depuis sa mort ; le propriétaire de la Malmaison a fait, à plusieurs reprises, lessiver et peindre les murs de ce cabinet de toilette, mais ni grattage, ni eau seconde, ni peinture, n'ont pu enlever l'odeur du musc de la bonne impératrice, qui est encore aussi forte que si le flacon qui le contenait n'avait été retiré que d'hier.

V. — LE TOUCHER

Le sujet a été traité dans le tome Ier des *Curiosités de la médecine*, au chapitre *De la Main*. Le lecteur pourra s'y reporter.

ERRATA DU TOME Ier *(Complément)*

P. 185, ligne 5, lire 24 petits os, au lieu de 26.

La colonne vertébrale proprement dite ne comprend, en effet, que 24 vertèbres. La région sacrée comprend 5 vertèbres, soudées en un os unique, qu'on appelle le *sacrum* ; et la région coccygienne en comprend 3 à 5, extrèmement réduites, fusionnées aussi en un petit os, désigné sous le nom de *coccyx*. (Cf. R. BLANCHARD, *Explication des planches murales d'anatomie humaine*. Paris, 1885.)

FIN DU TOME DEUXIÈME

TABLE DES MATIÈRES

Docteur CABANÈS

Les Curiosités de la Médecine

1925, 1 vol. in-16, 330 pages. . . . . . **10 fr.**

Si le rajeunissement n'est pas permis à l'homme, il n'en va pas de même pour ses œuvres auxquelles il peut toujours ajouter, afin de les rendre plus parfaites, de leur infuser une vie nouvelle. Tel est le cas pour les *Curiosités de la médecine* de notre éminent et inépuisable confrère Cabanès, parues voici déjà un quart de siècle et qu'il vient de régénérer au point que, collectées d'abord en un volume, elles en comporteront trois. Dans ce premier, qui vient de paraître, le plan seul à peu près a été conservé. Après d'intéressantes généralités sur le type humain tel qu'on le conçoit actuellement, notre confrère nous fait, c'est le cas de le dire, toucher du doigt : la peau, les cheveux, la barbe, les dents auxquelles il consacre un curieux chapitre que nos confrères dentistes auront plaisir à connaître et à consulter. Après cette incursion périphérique, il nous entraîne, à sa suite, dans l'intimité de notre organisme, en commençant par le tronc et le membre supérieur, cela avec une méthode neuve et pittoresque n'ayant rien de la sécheresse anatomique. C'est ainsi, par exemple, qu'à propos de la main il nous initie à sa psychologie, à son symbolisme, à son ethnographie, faisant appel tantôt à l'art, tantôt à la chiromancie. Le membre inférieur est traité de même, quoique moins amplement et pour cause. Le tout passementé, pailleté de l'or de l'érudition, des anecdotes, des souvenirs. Et c'est un livre de plus à l'actif de la féconde érudition de notre confrère, en même temps qu'une poussée à opérer sur le rayon préféré pour lui trouver sa place.

(Extrait du Paris médical, 10 octobre 1925.)

Docteurs CABANÈS & WITKOWSKI

Joyeux Propos d'Esculape

in-12 de 308 pages, 47 figures. . . . **9** francs.

Pour le délassement de leurs confrères, les Docteurs CABANÈS et WITKOWSKI ont écrit ces nouvelles pages toutes pleines d'humour et d'esprit et qui font suite à leur ouvrage récemment paru sous le titre de : « *L'Esprit d'Esculape* », dont le succès a été enregistré par toute la presse littéraire autant que scientifique.

Les *Joyeux Propos d'Esculape* sont, on peut l'assurer, d'une lecture plus divertissante encore que le recueil qui l'a précédé ; ce n'est point seulement un chapitre d'anecdotes relatives à l'art médical et à ses servants, mais une série de monographies dont l'énumération doit suffire pour en laisser pressentir l'intérêt : *Clysteriana, l'Esprit au temps de Voltaire, les Galanteries au siècle galant. Médecins mystificateurs et mystifiés. Proverbes et Dictons sur les Médecins,* etc., etc., le tout assaisonné de fin sel gaulois, mais sans que les auteurs se soient un instant départis de la mesure et du tact qui caractérisent leur manière.

Ce livre tiré à petit nombre, comme *L'Esprit d'Esculape,* étant appelé à s'épuiser rapidement, tous les amateurs de curiosités se hâteront de l'acquérir pour le placer dans un des coins favoris de leur bibliothèque à l'abri des regards indiscrets.

Librairie **E. LE FRANÇOIS**, 91, Boul^d Saint-Germain, PARIS (VIe)

VIENT DE PARAITRE

Docteurs CABANÈS & WITKOWSKI

L'Esprit d'Esculape

L'Esprit des Malades célèbres
L'Esprit des Célébrités médicales
L'Esprit dans la Littérature et dans l'Histoire

1 vol. in-16, 292 p. avec figures. . 8 fr.

Voici un *ana* ou recueil d'anecdotes, relatives aux médecins et aux malades, que se sont plus à colliger. pour l' « esbaudissement » de leurs lecteurs, deux auteurs aussi spirituels qu'érudits, qui ont conquis depuis longtemps la faveur du public médical.

« *L'Esprit d'Esculape* », titre plein de promesses, qui sont tenues et au delà. Un pareil ouvrage ne s'analyse pas, il faut le lire et nous pouvons assurer à qui nous croira sur parole, qu'il n'est pas de lecture plus récréative. C'est une anthologie des réparties les plus fines, des saillies les plus gauloises, la quintessence de l'Esprit Français. Tous ceux de nos confrères à qui les occupations et les soucis de la profession ne laissent que de rares loisirs ne sauraient plus utilement les employer qu'en lisant « *L'Esprit d'Esculape* ».